いますぐ彼を解きなさい

イタリアにおける非拘束社会への試み

Slegalo subito

ジョバンナ・デル・ジューディチェ［著］
Giovanna Del Giudice
岡村正幸［監訳］
Okamura Masayuki
小村絹恵［訳］
Komura Kinue

ミネルヴァ書房

刊行によせて
――本書の成り立ちとイタリア精神医療改革を読み進めていくために

本書は、イタリア、フランコバザーリア協議会会長であるジョバンナ・デル・ジューディチェ氏による書き下ろし著書『いますぐ彼を解きなさい――イタリアにおける非拘束社会への試み』の翻訳である。

本書の主たるテーマは、現在、わが国においても関心が高まっている精神医療と「拘束」の問題であり、その廃止をめざしたイタリアでの取り組みの紹介である。その中で、近代社会における拘束という行為のもつ意味を広く問いかけつつ、全国的な拘束廃止運動や、改革運動の先駆者であるバザーリアとともに始まった著者の精神医療改革へのあゆみを背景とし、著書自身が県精神保健サービス管理者として直接参加したサルデーニャ州カリアリ県における拘束廃絶への取り組みの詳細な紹介である。実はこうした具体的な自治体における精神医療改革の取り組みが担当した責任者によって語られ、かつ翻訳されるのは極めてまれであり、その点だけでも大きな意義があると思われる。

イタリア精神医療の脱制度化を転換軸とする改革については、わが国が、この数十年、多岐にわたる改革への議論を蓄積しつつも、一向に進展しない精神保健福祉システムの現状との違いを背景に関心も高く、現地への訪問も重ねられながら実に多くの紹介が行われている。しかし言語的な問題やイタリア社会のもつ脱中心や多元論、個人主義といった特性によって、また、信頼される全国的な統計が極めて少ないということもあり、一律的紹介が難しく、重ねられる訪問的紹介は体験的な限界をもっているがため、いまだ本当の姿が見えにくいという現実もある。もちろん地域主義の強いイタリアを均一的に紹介することの難しさもあるが、しかし少しずつではあっても、優れた紹介、研究も出され、新たな相互交流も生まれた結果、以前に比較すると多くの知見の蓄積が生まれているのも事実である。本書がその中に含まれるであろうことは間違いのないものと思われる。

本書の内容は、精神医療における拘束の問題や、実際の拘束に対する廃止への取り組みやそれを支える思想や方法、さらにこうした非拘束への取り組みを含むイタリア精神医療改革の進展状況など特筆すべき点は多いと思われるが、ここでは読み進めていく背景として、簡単に二点ほどをあげておきたい。

そのひとつは、この領域での改革のあゆみにおける背景の理解に関わることである。最近注目されているが、現在の精神医療の基本体制は、国際的にみて一九六〇年代のいわゆる「政治の季節」といわれた時代が、その後にどのように引き継がれたのかということによって大きな違いを見せている。

たとえば作家、村上春樹はこの時代についてその自伝的小説の中で「戦後の一時期に存在したこの時代。つまり僕らはそういう時代を生きたのだ。ごく大まかに言えば、それは戦後の一時期存在した理想主義を含み込んで貪って行くより、より高度なより複雑でより洗練された資本主義の論理に対して、我々は、ノーを唱えたのだった。少なくとも僕はそう認識していた。それは社会の転換期における激しい発熱のようなものだった」という。

つまりこの「発熱」を内包した時代、当時わが国でも、またバザーリアや著者も参加したイタリアでも国のあり方への疑問や批判があった。そして当然、その中での精神医療においても人権や本人不在の視点からの現状の改革への運動といったものをどのように受け止め、その後の制度設計に取り入れていくかが問われていた。

それはこの分野でみると、近代社会がその過程で、仕組みにうまく乗り切れない人に対し作り出した社会的排除のひとつとしてのいわゆるアサイラム、全制的施設としての精神病院を医療として専門家に委ねるという方法への疑問、異議申し立てとして噴出する。それは社会の中に閉鎖的な内を作り出しそこを排除の受け皿にする法制度への批判として、内の改革と廃止を求めることになる。この発熱をその後の社会にいかに取り込んで行くのか。

そして一九七八年、この分野での取り込みをイタリアは単に一過性の「内」の改革だけではなく、内としての精神病院の廃止や新規入院を禁止するという法律一八〇号（「自発的および義務的な評価と治療」＝通称：バザーリア法）を制定し、そのための「外」である社会の変更を求めていくという方法をとる。そうした社会を支え、この過程の困難に対応し支えた文化、哲学といったこととは何かが取りあげられている。

反面、わが国がこの時代をいかに次につなげていったのか。もしくはつなげなかったのかといったことを考えさせられる。当時、多くの精神医療の現場で、また大学での精神医学教育の中でさまざまな議論が激しく交わされたのはわが国も同様であるが、入院中心の法制度は維持され、当事者の位置づけは極めて脆弱であり、結果、多くの私的精神病院は逆に増え続け、この数十年、国においても医療関係者や当事者においても改革への議論の高まりはあるが、一九六〇年代体制は現在も高止まりのままである。

ここで取り上げられる著者が語るイタリア精神医療のあゆみと拘束排除への取り組みは、その始まりとしてバサーリアによって開かれた、一九六〇年代からのイタリア精神医療改革がまさにこの時代の転換期とともにあり、したがって、単に精神医療の変革といったことに限られたものではないということは読み解きにおいて極めて大切な視点であると思われる。それは時間を必要とするいわゆる文化の革命と言われるものであり、だからこそ、著者も言うように改革は繰り返し取り組まれ絶えず社会の基底への問いかけをし続けなければならないということになる。

こうした点においてこの取り組みから学ぶことは多い。

いまひとつは、イタリアが精神医療改革とともに作り出していこうとした社会、改革を支え、可能とした社会と地域の仕組みをどのように理解するのかということに関わっている。

たとえば、世界で唯一、いち早く七〇年代の精神病院の廃止への歩みを可能としたものは、法制度による精神病院の廃止という方法の選択と、当然、「自由は治療的である」としたバザーリアとその仲間の継続的な取り組み、また一方で施設としての精神病院を必要としない地域における多様で共生的な雇用を含む協同的な生の形成といったことにある。

しかしこうした理解がわが国において困難なのは、したがってなかなか進まないのは、次のようなことが関係していると思われる。

いわゆるヨーロッパ理解におけるわが国の特異性として、たとえば中村雄二郎などが言及する「北型知」に対する「南型知」の提案とその再認識に関する議論のもつ意味と、それを踏まえたイタリア社会の理解の必要性についてである。

近代化の過程で私たちは先進国としてのヨーロッパを追いかけ追い抜くことを強く意識した国作りを進めてきたことは周知のことであるが、その際、めざすべきヨーロッパとはどのように意識され理解されてきたのか。中村はそこでめざされたのはいわゆる「北型知」であり、それは近代化に伴う近代合理主義に基づく科学や資本主義社会の運営にみられた経済効率化のための普遍化、均一化、また理性重視の立場としての理解であり、従来、存在した地中海沿岸地方を中心とする非合理的かつ脱中心、感覚的理解、協同といった「南型知」への理解といったものの欠落が、現在起こりつつある、共生社会の理解に妨げになっているのではないかという提起である。

つまり、イタリア社会の理解については文化や独自の法制度、多様性や対話の重視といった特徴などとともにそれが精神保健福祉分野における改革への取り組みであろうと単に私たちが長く思ってきた、またそれが普遍的な真理と思ってきた近代合理主義によるヨーロッパ理解の道筋ではなかなか本質が見えてこない混然としたものの中に解があるのではないか。

たとえば、イタリアの精神医療改革後の地域での事業展開は、医療や雇用、住居、教育、食事などの確保において人や財政や権力といったことの移動の新しい型を必要としており、そこには市民の新しい権利と義務といったことが求められている。「障害や病気があってもごく当たり前の市民として働きながらともに暮らせる社会」とはいかにして可能になるのかといったことは、実は福祉国家の危機に対する多元的循環型社会の構成要素と重なり合うところが多い。歴史的にイタリア社会のもつ反中心、個人主義、対話、ネットワークといったことは非拘束社会への取り組みとともにこうした新しい地域における生の営みの可能性につながるものと思われる。

そもそも本書出版企画は、ここ一〇年ほど続けている次社会を意識した精神保健福祉システムの再構築に関連した研究会を継続しつつ、新たにトヨタ財団より助成を受け、「多元的循環型社会における精神保健システムの再構築─政策類型化を通して」(トヨタ財団二〇一五年度研究助成プログラム(A)共同研究助成：代表　緒方由紀：佛教大学)として取り組んできた研究活動の中から生まれてきたものである。この間、研究会の開催とともに会員による何度かのイタリアなどの海外訪問やわが国での調査、研究会の会員である小村絹恵のトリエステ大学大学院への留学などを経て、二〇一八年三月にフランコバザーリア協議会の会長であったジョバンナ・デル・ジューディチェ氏を日本に招聘し、研究の交流を行うとともに、氏の講演「病院中心型精神医療から地域精神保健へ、排除から包摂へ、権利の否定から構築へ――イタリアでの治療の場における拘束撲滅運動を通して」を京都で開催した。

そうした活動から氏がイタリアにおいて取り組んでいる精神医療改革としての脱制度化の継続と現在の課題でもある司法精神病院の解体や、拘束廃止運動の重要性を考え、何らかの形でわが国に紹介することを本研究会で計画した。また、その中での成果報告として、イタリアの全国精神保健フォーラムで提起され、二〇一六年の下院議会キャンペーン、非拘束への取り組みにおいて、多くの人にその重要性を伝えていくため編纂された『*Slegalo!*（彼を解きなさい！）』の翻訳出版を計画したものである。その際、運動のあゆみや背景を伝えるため、一九六〇年代以後継続的に取り組まれてきたイタリア精神医療改革の歴史と、ジョバンナ氏がこの間、ひとつの自治体を通して実際に取り組んできた拘束廃止の運動について、わが国での理解を深めていくために、氏に新たに執筆をお願いしたところ、極めて忙しいにもかかわらず快く引き受けていただいた。

バザーリアから始まり、ジョバンナ氏らによる拘束廃止運動のように、現在でも多面的に引き継がれているイタリアでの精神医療改革と、地域での協同的で多様な生の営みへの取り組み、その背景としての文化や規範、価値、哲学といったものへの理解が深まり、少しでもわが国の精神保健福祉の領域での改革の一助になることを期待したい。

本書の翻訳は両国を実践のフィールドとする小村によるものであるが、わが国における出版にあたり、背景となる法制度や文化といったことの違いを踏まえた表現について幾度かの対話を行ってきた。

最後に、こうした機会を与えていただいたトヨタ財団、さらに出版事情もあるなか快く引き受けていただいたミネルヴァ書房、重要な助言を含め私たちの作業につきあっていただいた営業部神谷透部長と編集部日和由希さんに感謝申し上げる。

なお、本書の背景としてのイタリア精神医療や改革の先駆者であったフランコ・バザーリアの理解をより深めていただくために、巻末にあげた参考文献（邦訳のあるもの）と年表もご参照いただきたい。

二〇二〇年一月

岡村　正幸

引用・参考文献

村上春樹（著）『国境の南、太陽の西』講談社、一九九二年。

中村雄二郎（著）『共振する世界』青土社、一九九一年。

松嶋　健（著）『プシコ　ナウティカ――イタリア精神医療の人類学』世界思想社、二〇一四年。

フランコ・バザーリア（著）大熊一夫・大内紀彦・鈴木鉄忠・梶原徹（訳）『自由こそ治療だ！――イタリア精神保健ことはじめ』岩波書店、二〇一七年。

カバー写真について

本書のカバー写真は、二〇一七年にデリツィア・フラッカベント（Delizia Fraccavento）が撮影したものである。シンボルとして青い馬をかかげている、元トリエステ県立精神病院跡地にある精神保健局本部のテラスにて撮影された。奥にある「網のベッド」は、その精神病院内にあったもので、落ち着かない患者たちはそのベッドに閉じ込められていた。

青い馬は、抑圧された人々の闘争の象徴であり、一九七二年秋にトリエステ県立精神病院で最初に閉鎖された病棟で作られた、木材による張り子の彫刻である。

この青い馬は、病棟の洗濯物を運んでいた「マルコ・カヴァッロ」という実在した馬から着想を得たもので、一九七三年二月、六〇〇人の患者とスタッフの行列を連れ立ち、扉を打ち壊して外へ出ていった。精神病院の門扉は張り子の馬により象徴的に開け放たれることになり、監禁状態であった患者が自由を獲得し、街に帰還しはじめる契機となったのだ。

はじめに――日本での刊行にあたって

この度、精神的困難を抱える人々に対する拘束の実情および拘束廃止に向けて取り組んできた経過について日本で紹介させて欲しいという小村絹恵氏と精神保健福祉システム研究会、そしてミネルヴァ書房からの提案を、喜んで引き受けさせていただいた。本書を通じて、この非人道的な処遇の廃止をめざす日本での運動をより強固なものとすることに貢献できればと願っている。こうした複雑で難しい問題に向き合うことは、精神医療制度の実践や組織モデルの改変にとどまらず、精神的困難を抱える人々に対する偏見や文化そのものの変容を伴うのだが、何よりも「集合的主体」[*1]の構築から始めることが決定的に重要だ。それは、人間の尊厳や権利を侵すことのない実践や組織がどうあるべきかに関心をもつ専門職に対して刺激でもあり支えともなるような運動を構築することである。

本書は、専門家ではない一般の人々に次のことを伝えようとするものである。すなわち、本来であれば最大限そばにいて話を聴き、支えと分かち合いが必要なまさにその時に、実存的もしくは精神医学的に重大な危機にある人に対するケアの場で、何が起こりうるかということである。また、精神医療や法律にたずさわる人々に対し、医療機関でなされている人権を侵害するような実践について問い直したいという思いもある。だがそれらにまして私が示したいのは、どれほど複雑な状況であれ、いかにすれば苦しみを抱える他者の尊厳と人権を尊重した支援が可能なのかということである。

精神医療において当たり前となっている拘束、つまり精神的に苦しんでいる人々を縛り、固定し、自由な動きを封じるという問題に向き合うことは、精神障害者という概念と精神医学という科学を支えてきたパラダイムを根本的に見直す作業である。しかしそれはまた、ある国において、精神障害をもつ人々をケアし、基本的権利を保障するための文化と組織がどのようなものであるかについて目印になるような光を灯すことにもなる。つまり「拘束」とは、専門家のあり方を問題にするだけでなく、政治、制度、社会全体を問うものであり、その国の人々の民度を示すものなのである。

二〇〇六年六月、カリアリのSPDC（診断と治療のための精神科サービス）でのジュゼッペ・カズという男性の死以降、私は一〇年以上、専門的に倫理的に拘束の問題に関心を向けてきた。彼は、腕や足を七日間ベッドに縛られ、肺血栓塞栓症で亡くなるまで途絶えることなく縛られたままだった。その事件の少し前に、私はカリアリ県精神保健サービス管理者になることを引き受けており、私にとってこの死は、拘束の問題に徹底的に向き合うことを決定づけるひとつの基点となったのである。

私の精神科医としての経歴は、フランコ・バザーリア*2がトリエステの県立精神病院に院長として着任したのと同年の、一九七一年からはじまった。そこは一二〇〇人ほどが入院していた大きな精神病院で、入院者の大部分は強制入院であり、社会的・政治的権利を失い、収容によって主体性を奪われ沈黙させられていた(2)。彼らは監護と無化の対象であって、ケアの対象ではなかった。

バザーリアのもとに形成されたワーキング・グループは、監護的精神医療にまだ染まっていない若い医師らと、反施設運動の経験に参加しようという動機をもったイタリア人と外国人のボランティアのスタッフから成っていた。あの時代のヨーロッパ、そして世界中

(1) イタリアにある大きな二つの島のうちのひとつ、サルデーニャ州の主要な街。イタリアの地方自治は、コムーネ(基礎自治体)、県、州となり、ここはサルデーニャ州カリアリ県となる。
(2) 一九〇四年の法律三六号、通称「ジョリッティ法」。この法の名称は、「精神病院および精神病者に関する規定。精神病者の保護と治療」という。精神病者は、自分自身や他者、社会的に危険なものとして定義され、精神病院に強制的に入院させられる。三〇日間の拘禁後、患者は市民的および政治的権利を失った。一九六八年には法律四三一号は精神障害者のための自発的入院を導入した。

で、社会的弱者の解放、機会の平等、権力の再分配、諸権利の承認をめざす強い変化の風が吹いていた。

ゴリツィア精神病院での治療共同体の経験[3]を経ていたバザーリアにとって、トリエステで絶対に譲れない目標は、精神病院をこわし、その隔離と排除の壁の外、地域コミュニティにおいて、ケアと市民権が両立可能な状態を構築することであった。

したがってトリエステのグループがすぐに取り組んだのは、他者を人として主体として市民として認めること、精神障害者の危険性という偏見に対する闘い、収容によって否定された諸権利の回復、強制的な諸実践の廃止、隔離を終わらせること、諸権力の分配などであった。この時期に、暴力的で隔離的、そして拘束的な精神医療実践に対して闘う基礎とされたのは、「自由は治療的である（la libertà è terapeutica）」ということであった。これは、精神病院を解体する時期におけるトリエステ・グループのスローガンとなる。病棟の周囲の柵を倒し、窓の鉄格子を取り去り、強制的実践を廃止し、病棟の扉を開き、街に出て、入院していた人々に自由の機会とスペースを再構築したのである。

その時期、バザーリアはよく言っていた。「もし縛られている人を見たら、すぐに解きなさい」と。唯一可能な治療関係は、自由な人間、精神科医とのあいだに相互性の余地を保った人間のレベルにおいてしかないということなのだ[4]。

よく覚えているが、精神病院の受け入れ病棟（reparti di Accettazione）[5]には、クライシス状態の男女が強制入院（ricovero coatto）の制度のもと、革の幅広いベルトで動けないよう担架に縛られたまま街から運ばれて来ていた。年齢、性別、病気、生きてきた経験、痛みの如何にかかわらず、誰であれいつも縛られていた。問題は、「法律によって」認められた精神病者の危険性だったのである。*3 当時、救急医としての私たちの仕事は何よりもまず、ベルトを外して患者の拘束を解くことだった。この拘束からの解放という行為から始めて、承認と責任とケアの関係性を立ち上げていったのだ。拘束と、そして網のベッド[6]と保護室への隔離に代わり、危機のさなかで苦しんでいる人の傍らにケアのグループがいる、それもそうした状況が和らぎ、安心して近道することなく苦悩や暴力の爆発をどうにかできるようになるために必要なだけの時間そばにいるということをやっていったのである。

（3）フランコ・バザーリアは、一九六一年から一九六九年まで、ゴリツィア精神病院の院長として働いた。
（4）フランコ・バザーリア『*Le istituzioni della violenza*（暴力の施設）』（一九六八年）より。
（5）トリエステ精神病院では、一九七一年の時点で、それぞれ七〇床を有する男性と女性、二つの受け入れ病棟があった。そこには保護室と「網のベッド」（注（6）参照）があり、最大限の監視のもとにおかれた閉鎖病棟であった。
（6）網のベッド（letto a rete）とは、四方を鉄で、天井部分は厚い網で囲ったもので、檻のように中に病人が閉じ込められていた。

人間の自由を制限する実践や強制的な道具の廃絶は「緊急であるどころか単に当り前」のことと考えられ、一九七〇年代、トリエステや革新的な精神科医が変革に着手していた他の地域の精神病院において行われた。自由を制限する実践や強制的な道具が残存しているのは専門家の行為や制度的組織の限界だとみなされたのであって、病気や病人に結びつけられる必然性はないということなのだ。

今日においても、精神医療の変革と脱施設化[*4]を試みている世界中の精神病院や精神保健サービスでは、拘束や人間の自由を侵害する諸実践に反対するところから始めている。かつてと同様今も、そうした実践が優先的で不可欠のものであるどころか、どのようにすればその克服が可能であるかということを実際に示しながら。

本書は、民主主義の場を全ての人に広げることで精神保健の問題を抱える人々を市民に戻したフランコ・バザーリアの思想と実践が宿るイタリアの経験から出発しながら、精神病を抱える人のケアをする「別のやり方」が可能であるということを証言するものである。それは、日本においても非人道的な処遇の廃止をめざすことが可能であり、変化を起こすことが可能であることを示すものである。本書を通し、日本における議論がより深まっていくこと、具体的な運動に繋がっていくことを心から願い、そして変化が可能であることを信じている。

二〇一八年九月

ジョバンナ・デル・ジューディチェ

訳注

＊1　本書では、「精神病者（malato di mente）」「精神障害者（disabile psichico）」「精神的困難を抱える人（persona con disturbo mentale）」「精神保健の問題を抱える人（persona con problemi di salute mentale）」などさまざまに訳している。原文でも明確に使い分けられ、そこには「精神障害者という概念を根本的に見直す」プロセスの中で変容してきた経過が読み取れる。バザーリアの「精神病を括弧に括る」という言葉も、存在と問題とを分け、病気へのまなざしから、人間へのまなざしへの変更を促したものである。また松嶋の著書（二〇一四：二一二）に、今日イタリア精神保健の文脈では「精神疾患（malattia mentale）」「精神障害（disabilitàpsichica）」という言い方はほとんどされず、それに代わって「精神的な不調（disturbo mantale）」や「生きづらさ（disagio mentale）」が使われていることが示されている。これは、社会的レベルでの介入を必要とする後者から、医療的介入を必要とする前者へと移行するグラデーションとして表現される。よって生きづらさの状態から関わることが予防的観点からして重要になり、精神保健の仕事の重要さが鮮明になると言える。これらの精神疾患や精神障害そのものの問い直しの背景や変遷を踏まえ、著者は使い分けているため、その意図に即して訳していることを述べておきたい。

＊2　フランコ・バザーリア（Franco Basaglia：一九二四—一九八〇）はイタリアの精神科医。ヴェネツィアの裕福な家庭に生まれる。一九四三年パドヴァ大学医学部入学。ここで反ファシストの友人とともにレジスタンス活動に加わるが、同志の裏切りにより逮捕され、終戦まで六か月間刑務所に収容された（この収容経験はのちの精神医療改革へとつながる。本書第4章参照）。一九四九年に医学部を卒業、神経精神医学の専門課程に進み、修了後、一九六一年まで同大学の助手として働いた。この期間にさまざまな出版物などの偉大な知的作品を生成し、哲学、特に現象学や実存主義などと伝統的精神病理学を融合させるような研究にも励んだ。

　一九六一年ゴリツィアの精神病院院長に就任し、病人の概念の転換から、閉鎖的で強制的な病院の改革に取り組んだが、地元行政の抵抗のために病院を去った。その後、一九七一年にトリエステ県立精神病院院長に就任し、これまでの経験を活かしつつも、不十分であった政治的介入を改革に取り込んだ。精神病院を廃絶へ向かわせた法律一八〇号が議会で可決された一九七八年の翌年、ローマに移り、ラツィオ地域の精神科コーディネーターに就任したが、翌一九八〇年夏に脳腫瘍のため五六歳でヴェネツィアの自宅で死去（詳細は巻末の年表参照）。

＊3　法律三六号「精神病院および精神病者に関する規定」の第一条冒頭に、「いかなる原因であれ、精神病に冒され、自己あるいは他人に対して危険であり、公共のスキャンダルを引き起こす可能性があり、精神病院以外で適切な保護と治療を受けられない者は、精神病院で保護され治療されなければならない」とある。鍵となるのは、「自己あるいは他人に対して危険（pericoloso a sè o agli altri）」ということと、「公共のスキャンダル（pubblico scandalo）」である。これは物理的に他人に危害を加えるということに留まらず、社会的な規範を侵犯することによる他への影響という潜在的な危険性を含むものであり、この両方を併せて精神病者の社会的危険性が示唆されている（松嶋（二〇一九：二〇七））。

＊4　「deistituzionalizzazione」という単語を、一般的な意味合いで用いられるとき「脱施設化」と訳しているが、精神病院の終焉に終わらない、科学的・立体的文化的パラダイムの転換を意図する場合には「脱制度化」（第4章注（10）参照）と訳し、一方、収容のパラダイムを変えないままの病床削減や患者を退院させるプロセスを意味する場合は「脱病院化」（第4章注（14）参照）として、二つの異なる道を明確に示す場合に本書では訳し分けている。

いますぐ彼を解きなさい——イタリアにおける非拘束社会への試み

目次

刊行によせて――本書の成り立ちとイタリア精神医療改革を読み進めていくために
はじめに――日本での刊行にあたって

第Ⅰ部　拘束廃止に向けた精神科医の経験から

第Ⅱ部　イタリア拘束廃止運動の実際

第Ⅲ部　拘束廃止に向けたインタビュー

資料編

患者が縛られる病院では、患者は専門家に囚われる従属関係の状態にあり、その下で強制される生物学的治療や心理学的治療、その他どんな種類の治療も、これらの患者に役立つとは思えない。つまり、医者と患者の間の自由なコミュニケーションがとれない場において、どうして治療が可能といえるのか、私には本当にわからないのだ。

セルジオ・ザボーリによる『*I giardini di Abele*（アベルの庭）』より
フランコ・バザーリアへのインタビュー（一九六八年）

第Ⅰ部　拘束廃止に向けた精神科医の経験から

第1章　総合病院内ＳＰＤＣで拘束された男性

二〇〇六年六月一五日、六〇歳男性がカリアリ精神保健局[1]「ＳＰＤＣ（総合病院内の「診断と治療のための精神科サービス」：Servizio psichiatrico ospedaliero di diagnosi e cura）」[2]に、強制入院（Trattamento sanitario obbligatorio）となり七日間継続して手足をベッドに縛られ、二〇〇六年六月二一日、肺血栓塞栓症のため亡くなった。

彼、ジュゼッペ・カズは、カリアリ県の街で野菜やフルーツの移動販売の仕事をしてい

（1）精神保健局は、地域住民から要求される精神保健の課題に応えるために配備される管轄内の資源、スタッフ、全てのサービスの総体である。

（2）ＳＰＤＣは、一九七八年法律一八〇号の精神医療改革で規定された、自発的および義務的治療における精神的困難を抱える人の治療のために、総合病院に割り当てた精神保健局のひとつの機関である。ＳＰＤＣは総合病院内にあるが、あくまで地域精神保健サービスの一部であり、緊急で一時的なものとして位置づけられている。

た。しかしこれは違法な販売で、認可を得るためには小学校の修了証書が必要だが、彼はそれを持っていなかったのである。六月一五日の朝、カズは「不法行為」として、二日間で二回も六〇万円相当の罰金の支払い命令を自治体警察官から受け取った。市長は、彼のトラックを除去するにあたり、人目を引く象徴的な方法を取ることで、無認可の移動型販売人に対する見せしめを図ろうとしていた。その朝、邪魔者を片づける様子を、より目につくようにするため、あらかじめ主要な地方紙のカメラマンを現場に待機させていた。つまり、これらは全て入念に計画されていたものだったのだ。

法外な罰金に、カズは激しく抵抗し、販売台を撤去するのを拒否した。そこに国防省警察の車が立ち寄り、二人の憲兵が降りてきて、彼と口論になった。カズが、水のペットボトルを車に投げつけたことで乱闘に至り、彼は地面に押し付けられ、自由を奪われ、手錠をかけられた。そして憲兵はその地区の精神保健センターの介入を求め、精神科医たちが駆けつけた後、「精神的興奮状態」として強制入院を命じたのである。

このことは法執行機関に対して、未だ従属的な召使いの精神医療が社会管理機能を維持していることを象徴的にあらわしていた。その結果、カズは、カリアリのＳＰＤＣに救急車で搬送されることになった。この間に手錠を外されたことで、カズは状態が落ち着き、ＳＰＤＣに冷静な状態で入っていったと彼を移送した精神科医は言っていた。しかし病棟で、唐突に機械的なやり方で薬を飲むことを提案されたことに対して彼は拒否をした。それでもスタッフは執拗に薬をすすめたため、彼は薬を含有しているコップを地面に投げつけた。その後すぐに看護師から拘束され、無理やりベッドに連れて行かれた。看護師たちは、彼をベッドにしっかりと固定するため、胸部の抑制帯、そして手首・足首の周囲の帯で動けないようにした。看護師は、服薬させた数時間後、胸部の帯を取り外したが、それでも彼の拘束は七日間継続され、その後死亡して発見されることになった。六月二二日の朝六時まで手首足首は縛られたままだったのである。

家族である妻と娘は、入院中医師たちから、患者が「よくなるため」に拘束したと説明されており、拘束が議論になるようなことはなかった。しかし彼の死後、家族は州の家族会[3]に助けを求め、家族会は精神保健局の局長である私に連絡を取ってきた。しかし私は、ＳＰＤＣにおいて七日間縛られた男性が死亡したことについて、それまで知らなかった。病棟のスタッフが、私に知らせなかったからである。その死の五日後、病棟の課題を共有

(3)　これはサルデーニャ州の協会ＡＳＡＲＰ（Associazione Sarda per l'Attuazione della Riforma Psichiatrica）であり、精神病院の閉鎖、地域精神保健サービスの創設を通じて、一九七八年施行の法律一八〇号の完全な実施を促進するという目標のため、一九八六年カリアリで設立された。協会には、七五〇人以上のメンバーが加入している。

して解決を探る組織運営について議論するために企画したスタッフとの会談の初日、病院に出向いたにもかかわらず、知らされなかったのである。その死は、異例の出来事としてみなされなかったのか、もしくは私の反応を心配したのか、私は疑問を抱いたままである。いずれにせよ、このような劇的な出来事があってよいものだろうか。七日間治療中であった人の死亡について、サービス・部署全体の中で批判的な意見が出ることもなく、そのことについて議論されることもなかった状況を、私は全く理解することができなかった。

カズが亡くなり、私がカリアリの精神保健局長になって三か月が経っていた。その間、精神保健サービスやスタッフを知るため、管轄内である広大な地域を訪問した。その中で、保健局においてＳＰＤＣが最も重要な位置にあることが明らかになり、それは同時に、県内の精神保健サービスの実践に「より強い」方向性と意味を与えるサービスの核であることがわかった[*1]。よって、病院（ＳＰＤＣ）がサービスの核になっている状態を変化させる行動を起こすことを決め、まず重要な点となる数多くの事柄[4]をスタッフと議論し、対比していくことを始めた。最初のミーティングは、カズの死後五日目に行われ、器具による拘束[5]のテーマに取り組んだ。ミーティング前のＳＰＤＣ訪問中、精神的に苦しんでいる人が拘束され、五日間縛られているのを目にしていたからである。ミーティングは空気が張り詰め、合意を得る可能性もなく、私一人が、他者を縛ることは治療行為ではないと主張していた。また、拘束が生じる根底にある文化的・組織的状況の改革に取り組む必要があること、人権侵害であることを断言した。しかし、他の精神科医たちは拘束を保健的・医療的処遇と定義したうえ、SPDCの構造的問題を指摘し、使用不可欠なものであると宣言した。そうした中で看護師の大部分は沈黙を守り、まるでスポーツの試合を見るかのように、どちらが優勢になるのかを見極めてるような態度だった。このミーティング中、五日前に縛られたまま亡くなった男性について誰も話す者はいなかった。

その死から変化の発端が生まれた

家族会との面会後、縛られた男性（カズ）の死についての報告のため、保健機構の代表に会いに行った。私はその死に対して黙っていたくなかったが、しかし私から暴力を認め暴露することは、保健局のスタッフからは彼らへの激しい批判と受け取られ、結果このことが衝突の発端になるだろうとも予想していた。

しかし、死につながる行為を受け入れることはできず、自分が疑問に感じるような行動

（4）特に、法律によって定められた数を超えるベッド数および強制的実践の使用について言及している。第2章を参照。

（5）「器具による拘束」については、第3章の「拘束の形態」を参照。

をすることはできない。傲慢な圧倒的権力行使の致命的結果を、ありがちな偶然とみなす精神医療で私は働くことはできないと、公にすることを心に決めていたが、そうは言っても理解してくれる人がいるのか、あるいは誰もいないかもしれないと思った。まだ短い任務期間では、スタッフや家族、街を味方につけることができていなかったために、私は任務から外されることを覚悟して保健機構の代表の判断に任せたが、しかし結果的に代表は私に任務を継続させた。なぜなら彼の死から変化のきっかけが生まれるだろうと判断したからだった。

私が最初に取り組んだのは、入院中のカズに施された治療の質を評価することや、拘束や薬物乱用のメカニズムに特別の注意を向けるための機構の専門家委員会(6)を設立することであった。

次の日、まず機構本部や保健評議員の謝罪の意を伝えるため、そしてカズの娘の想いを受け入れ実践に変化を促すために、まず彼の娘(7)と面会した。

家族は、父親の入院中の日々については医者の行為を信頼していたので、回復のために入院したはずの父親の死を受け入れることができず、狼狽していることを訴えていた。それは復讐といった感情ではなく、「父親に起きたことが、決して他の人に起きてはいけない」という要求に感じた。

機構の専門家委員会は、行為の分析、病院カルテ、カズの治療、入院に関わった保健局スタッフ全員の証言の分析を始めた。病院カルテや看護師のカルテは、カズが強く鎮静されていた時にも器具による拘束が継続して実施されていたことを明らかにした。

そこでは何日かは向精神薬が中断され、またある日は、鎮静薬とは逆の作用をもつ薬が採用される程の鬱状態でもあった。それでもカズは縛られ続けた。病院カルテによると、カテーテル使用中には、彼が管を引き抜こうとして重大な尿道出血を引き起こし、それを止めるために負担の大きい、痛みを伴う処置を必要とした。カズは、こうして容赦なく増加する拷問的行為を入院中に受け続けていたことになる。

九月の終わり、委員会が報告書を提出した。(8) そこでは結論として、拘束は切迫した状態においての緊急救済措置としての実施や、刑法で記されたことのみ正当化できるものであ

(6)　委員会は、保健機構の代表、精神保健局長、法医学者で構成された。
(7)　ＡＳＡＲＰ家族会協会と市民委員会の支援を受けた娘は、司法裁判を起こした。拘束の実践に対する重要証人となった。
(8)　刑法五四条では、「自発的な原因でなく、避けられない、人に重大な損害を与える現在の危険に対し、自分自身または他人を救う必要性によって強制された事実は、罪に科せられることはない」と記されている。

り、薬物による拘束に加えてこのように長い期間の拘束は正当化されるものではない。したがって、カズに施された治療は「倫理的、臨床的観点から非難されるべき」と判断された。

家族の告発により司法裁判へ

カズの街では、ひとりの男性の死のため「真実と正義」を強く要求する市民団体が設立された。団体はアッセンブレア（集会）を促進し、国や地方の政治家に事件への注意を促し、被害者の家族を支援した。

二〇〇六年九月、カズの家族は、彼の死について裁判を起こした。予備調査担当裁判官はまず、法定精神科医、法医学者、解剖病理学者によって形成される専門家顧問委員会を任命し、解剖診断報告書の審査にあたらせた。

二〇〇七年一月に召集された委員会は、検査中の臓器がカズの臓器ではなく、血栓塞栓症で死亡したものの、腫瘍の病気に関係して亡くなった別人のものであることを報告した。臓器の取り替えが発覚した時点から、専門家である顧問団が要求したにもかかわらず、カズの臓器は最後まで見つけることができなかった。それらの臓器は、通常の解剖証拠が処分される期間より早く焼却炉に送られていたことが明らかになった。司法官は、このことから、病理解剖学の病棟の専門家や管理者の隠蔽操作に関する事実調査を始めた。改ざんは、市内で議論と憤慨を呼び起こした。すなわち、カズの身体は死亡後も再び侵害されたのである。

二〇〇七年の間中続いた裁判は、ＳＰＤＣ内に大きな緊張を引き起こしていた。本部とＳＰＤＣ間の定期的な会議でも、私や看護師から提案した組織運営の修正は、精神科医グループやＳＰＤＣ管理者から反対され、ほとんど共有できない状態になっていった。進行中の裁判の中では、彼らは防御の立場をとり、どんな変化でも、修正を許してしまうことは、それまで行われた行為が杜撰《ずさん》であり間違った選択であったことを認めざるをえないので、何も変更したくないのが明らかだった。

最終的に、この会議から一年経った後、この過程で現実的な議論をすることや、何か変化が生まれるようなこともなく、結果的に中断することを決めた。しかし、この中での唯一の成果としては、看護師グループの中で治療の過程や拘束実施への議論が始まり、一部では変化への姿勢が見られたことがあげられる。そして、カズの死後、全ての拘束を正確に監査することを依頼したことにより、どんな場合の拘束も時間が制限され、削減される(9)

(9)　この点について精神保健局内において起こることになった変化については、第２章でより分析的に再び取り上げる。

ことになった。

しかし、この間SPDC内の雰囲気は、グループ間の対立もあり、とりわけ張り詰めたような状態だった。アクティングアウト[*2]の傾向を強め「事故」のリスクを高めかねない非治療的な雰囲気だった。

SPDC内の高い緊張の中、二〇〇八年になり、司法捜査の結論が迫るにつれて、保健局本部とSPDC間の距離は、ますます明確にひらいていった。

二〇〇八年の最初の二か月間で起きたある出来事は、今やこの状況を持続することが不可能であることを示していた。以前より精神保健センターを利用していた元受刑者の若者をめぐる、とりわけ深刻なエピソードが起きたのである。彼は頻繁にサービスを利用し、ほとんどは夜間に入院を求めるが、必要なルールを受け入れなかった。挑発的なやり方で反対し、力で訴えようとするので、スタッフとの衝突が続き、結果拘束が繰り返された。SPDC内の緊張と不安は高く、憂慮すべき状態だった。二月二二日の夜、若者のアクティングアウトは劇的な状況で起きた。入院を拒否された若者は、決して人には向けることはなかったものの、横木を振り回して家具や物品に数多くの損害を与えた。SPDC内の非治療的状況は限界に達していたのである。

そのため保健機構本部との会議が開催された。看護師たちが、SPDC管理者と保健局本部の間での治療をめぐる異なる視点のために生じる困難とリスクを訴え、この状態から脱することを要求した。これはもう、既存の方針を変更する必要があるのが明白だった。

二月の終わり、予備調査担当裁判官は、ＳＰＤＣ管理者とカズの担当医を起訴した。これを受けて保健機構代表は、「患者や家族・医師や看護師のため、称賛に値するサービスを提供できるようスタッフの健康を守り、ＳＰＤＣ内部に平静をもたらさなければならない」(10)という理由で、雇用契約に基づいてＳＰＤＣ管理者を停職させた。こうして新任管理者の任命により、ＳＰＤＣ内で新しい段階へ向かえるよう立て直していった。

裁判の結果と継承

二〇〇八年の五月、カリアリ裁判所の検察官は、偽証罪、死体処理、違法行為への荷担、詐欺行為、カズの臓器を他者の臓器と取り替えることなどに対する重大な責任があると判断し、病理解剖学管理者の自宅拘禁を命じた。

二〇一〇年の終わり、予備調査担当裁判官は、ＳＰＤＣの他の五人の医者を、権力乱用による、状態が思わしくない患者の不法監禁の罪で起訴した。彼らは、ＳＰＤＣの上層部

(10)　ＳＰＤＣ管理者の停職について、保健機構代表の裁決書より。

二人の裁判における審理において証人として自らの行いを自白し、審議対象の二人が行った処置への支持を表明し、カズに対する薬物療法および拘束の正当性を主張したのである。五人の精神科医の審理は、無罪として二〇一三年一一月に終了した。

さらに、二〇一一年一月二四日、「軽率、怠慢、不手際」であるとして起訴されたSPDC管理者とカズの担当医である二人の精神科医は無罪判決となり控訴裁判が終了した。検察官は、判決に対して上訴した。

二〇一三年四月三〇日、病理学者に対する告訴裁判では、二〇一一年の七月の第一段階ですでに無罪宣告を受けていたが、一方、検査技師は一年八か月の判決を受けていた。ところが、その後告訴裁判の判決では、病理学者に三年三か月の判決が下され、一方検査技師の刑罰は一年[11]減じられた。

また二〇一三年九月には、上告裁判所が、SPDCの幹部二人の医師に対する無罪の判決を下した。この判決の動機は、結論の部分でいくらかの割り切れなさと不安感を示していた。それは、「最終判決は、事実関係が確認できないことから無罪であるという主文に間違いはないが、被告に責任があるとされる罪の複数の側面を明らかにするものではなかった……」さらに続けて「先に述べた通り、裁判官団はカズの死は被告の重大な過失によるという見解であるが、しかし予期せぬ証拠物消失のため死亡の原因を確定することが不可能であり、医者の過失行為と事象との間に因果関係を認められない」というものである。

こうしてさまざまな疑念が残る中、カズの死亡の原因について裁判官団は、「絶え間ない身体拘束の抑圧した状態に置かれている患者に注意を払わず、投薬された薬物の蓄積のため生じた」と明確な態度を表明した。

カズの死に対する司法の変遷は、このように、裁判官によって、深刻な過失行為を確認されたにもかかわらず、取り調べされた精神科医の無罪で幕を閉じることになった。解剖された遺体の紛失は、カズの死と保健機構職員の態度の因果関係を証明することの妨げとなった。

正義は成されていないが、カズの死は、七日間の器具による拘束と正当な根拠のない薬理学的拘束の合算によって引き起こされたことが、上告裁判所の裁判官の判決からも明らかであった。

(11)　解剖病理学者による破毀院《はきいん》（イタリアにおける最高の司法裁判機関）への上訴により、「遺体部位の隠蔽」の事実が認められなかったことや、二人の医療管理者に対する過失致死罪が成立しなかったことから、「犯人帮助」の刑についても全て取り消された。他の全ての違法行為「真実の行為の隠蔽、手続き上の詐欺および虚偽の資料」については判決が下された。

訳注

＊1　病院内ＳＰＤＣが，サービスの核であるということは，病気に焦点を置き，薬や入院に基盤を置く生物医学モデルを強化することになる。一方，トリエステのような精神保健センターがサービスの核であるということは，家族や社会の文脈を中心に据えた支援に焦点を置き，排除を招く一般社会の認識を変化させるよう働く。このように，どこにサービスの核を据えるかで，実践や思考，社会の認識は大きく変化する。

＊2　アクティングアウト：行動化。態度や葛藤などを言葉ではなく，行動によって表現すること。心理学用語。

第2章　精神保健局での拘束廃止へのあゆみ

――カリアリのケースから

総合病院内のSPDC（診断と治療のための精神科サービス）で、ベッドに七日間縛られ亡くなったカズの死によって、カリアリ精神保健局での変革に向けての動きが始まった。このようなことがなければ、改革はできなかっただろう。その死は警告信号であり、病院の生物医学モデル、SPDC内の文化の証しでもあると同時に、精神障害者の危険性のパラダイムに基づく保健局および保健局を含めた機構の支配的様相を示すこととなった。これらの前提から、精神的に困難を抱える人々への支援の方法やカリアリのサービス組織は衰えていたのである。

二〇〇六年三月、私がカリアリ精神保健局長に任命されてから、三か月後にカズの死は起きた。精神保健のプログラムに介入して社会統合や潜在能力を高める実践履行のため、またカリアリ地域のサービスネットワーク向上のため、サルデーニャ州政府(1)から依頼された時期だった。しかし、その死から仕事を始めることは容易ではなかった。

カリアリ県における精神保健サービスの組織

二〇〇六年のカリアリ精神保健局の管轄は広大なエリアを占め、約六〇万人の人口で、サルデーニャ島の全面積および全人口の三分の一以上を占めていた。カリアリは、一九〇四年の精神医療に関する法公布[2]より前の一八〇〇年代最後の年に建てられたサルデーニャ島の二つの巨大な公立精神病院のひとつの拠点の地だった。

一九七八年法律一八〇号が発布された五月一三日、カリアリ県立精神病院には、まだ九〇〇人以上の入院患者が存在していた。その後一九九八年行政措置で精神病院は閉じられたが、最後の残された患者たちを、障害があるという理由で「施設へ移送」した経緯がある。このようなサルデーニャ州の精神病院閉鎖の過程を重視する必要がある。それは国内の他の地域も同様だが、精神病院の知識や文化、組織体制の克服や批判的見直しによって変革されたわけではなく「法律のための閉鎖[3]」だったからである。このことは、しばしば精神病院の論理を改革後の精神保健サービスへもち越すことの原因となった。

ここでも精神保健サービスネットワークの脆弱さを根拠づけるように、家族会ASARP[4]の運動は非常に強かった。精神障害者における権利侵害や対応の不備を明確に示し、二〇〇四年に新しく選出された州政府の議員に精神保健[5]の変革を開始する責務を要求したのである。

実際、二〇〇六年に私がカリアリ精神保健局長になった時、サービスネットワーク(6)はとても不足しており、多くの重大な問題が現われていた。

(1)　二〇〇一年からイタリアでは、州政府に管轄地域の権限が与えられ、正式に保健の独自運営を任された。

(2)　一九〇四年に制定された法律三六号（通称：ジョリッティ法）は、「精神病院および精神病者に関する規定。精神病者の保護と治療」の規定で、「自身や他人に対して危険な場合、また公共良俗に反する場合」の「精神異常者の収監と治療」を義務付けていた。この場合、医師の診断書に基づき法務官が暫定的に精神病院へ入る許可を出し、最大三〇日間の観察後、病院長の証明書に関連して、裁判所が入院を決定的なものに変える。入院の確定後、人は政治的および市民的権利を失う。緊急の場合は医師の診断証明に基づき、警察機構が精神病院への入院を認可できる。入院患者の退院は、それは、病院長による要求から始まり、裁判所の特定の規定によってのみ可能になる。精神病院内で、法律は、病院長に保健、管理および経済面に対する絶対的な権限を与えた。

(3)　法律一八〇号は、精神病院の閉鎖および新しい病院を建設しないことに関して規定している。イタリアでの精神病院の完全閉鎖には二〇年かかった。全ての精神病院の最終的な閉鎖は、不履行の保健局には予算削減の罰金の下、一九九九年末までの施設閉鎖を規定し、それは一九九六年の金融法に準拠している。

(4)　これは、第1章で言及した協会のことである。

(5)　州サービスの不足の証拠と要望から出発し、保健評議会はフリウリ＝ヴェネツィア・ジュリア州の当時のトリエステ精神保健局長ペッペ・デラックアと州の精神保健に関するコンサルテーションの協定を結んだ。

サービスを提供する施設は、そのほとんどがカリアリの都市部に集中しており、広大な県の郊外地区には、ほんのわずかしかなかった。しかし、サービスが存在していてもみじめで品位が欠けたものであり、社会統合や労働を通した統合のリハビリテーションプログラムも不足していた。社会的協同組合や他の仕事の場での研修コースに参加するサービス利用者も少人数だった。家族のためのプログラムも不足していた。保健局の居住施設は、慢性化した閉鎖的な施設であり、精神病院の元長期療養患者を受け入れていた。在宅者のための治療的・リハビリ的プログラムを実施する精神保健センターにおいても、要望に応えることができていなかった。こうした状況においてセンターは、州外部の民間治療共同体や居住施設に度々助力を求め、そのことで家族関係や個々の人生への配慮が不足し、地域サービスにおいて重要なケアの継続性の中断を引き起こしていた。この地域からのイタリア司法精神病院への収容者の数は多く、さらに国の平均値よりも高かった(7)。

私が作成した保健局再組織化の三年計画で公表した目標は、日々の生活の自然な環境の中で人々の支援を行うための精神保健センターの機能強化、開放的で機能的プログラムを促進すること、全ての県において新しいセンターの開所とともに人々の生活の場の近くにサービスを分散させることだった。さらに、州の方針とともに、昼夜を問わず受け入れ可能なベッドを配備するという二四時間体制の精神保健センターの「実験」が予定された。

計画の中で、ベッド設備のある二四時間体制の精神保健センターの開所を通して、病院入院への依存の縮小を試みなければ、以前から要求されていた病院内第二ＳＰＤＣ開設を認めなかった。

精神保健センター

県内に精神保健センターは六か所あり、カリアリの都市部に四つ、郊外の自治体に二つ割り当てられていた。他の地域では、一九の精神科外来クリニックが一週間、もしくは一か月の内、数日の間の数時間だけ活動していた。精神保健センターは、月曜日から金曜日

(6)　精神科領域の公立の保健システムネットワークは、住宅施設やリハビリ活動のデイセンター、ＳＰＤＣ、精神保健センターによって構成されており、精神保健局が構築していく。

(7)　一九世紀末、犯罪者精神病院（後の司法精神病院）が設立された。それは、以下の二つのカテゴリーの人間を対象にしていた。①犯罪を犯した後、監獄にいるときに、精神病の兆候を示した者、②犯罪を犯したが「精神疾患」と認められたため、責任能力なしとして無罪になった者、が刑法との関係において収容された。イタリア国内には六つの司法精神病院があり、そのうちのひとつは女性専用で、全体で約一五〇〇人の被収容者がいた。二〇〇六年、サルデーニャ島からは七四人が収容された。これは人口一〇〇万人に二〇人というイタリアの平均値の約二倍の状況であった。司法精神病院は二〇一四年の法律八一号で閉鎖が決定され、全ての施設の完全閉鎖は二〇一七年三月となった。

まで異なった時間帯で開いており、都市部では一日に一二時間開いていた。土曜日の朝には、広大な県のエリア全体の中で、たったひとつの精神保健センターだけが当番制で作業していた。祝日と平日の午後は、センターが開いている時も、医師一名と看護師二名からなる精神保健局の緊急対応サービスが稼働し、全ての県内で起こる突発・緊急事態に対応していた。しかしこの場合、よく知らない地域および患者を扱うことになり、担当医師の介入は、義務的治療[8][*1]によってＳＰＤＣへ容易に送り込む結果となっていた。

こうして精神保健センターは地域の中で統合されておらず、地域社会から分断されていた。したがって、カリアリの街のセンターは、外部の攻撃から守らなければならない小さな砦のように、扉は閉じられ、監視カメラが備え付けられていた。

外来専門として組織されたセンターは、緊急の場合をのぞいて、予約で受け入れていた。面接、薬の処方、精神療法、社会保障サービスの支援といった通常通り提供できる対応で必要な人々だけを引き受けていた。しかし、複雑な対応や大幅に臨機応変な対応の必要な人は対象に含まれないとして断っていた。精神療法や社会療法と言うと聞こえはよいが、あらかじめ形成され、細分化された方法、パッケージ化された対応のみ提供していたのである。それは医学モデルの覇権を確証するようなものである。日常的にセンターは、軽度の精神的困難を抱えた人々や慢性の人々への対応を想定しており、重度の精神障害をもつ人は、たいてい、州や県外の居住施設や家族のもとに「放置」[9]されていた。

危機状態の時には、継続した治療や地域のケアなしに、ＳＰＤＣに委託されていた。センターが受けもつ住居での支援は、たいていデポ剤[10]の投与や緊急時の介入に制限される乏しい展開でしかなかった。家族との関係は、しばしば対立をつくり出していた。また、プライバシーの保護をもち出し、家族の健康について近況を知らせない何人かの精神科医については、多くの親が深い不安を覚えていた。こうして、全体的に見てセンターの対応は、精神的困難を抱える人々のニーズ全ての局面において、断片的で、十分なケアを提供でき

(8)　法律一八〇号「自発的及び義務的な評価と治療」（通称：バザーリア法）において、「義務的治療」は、三つの条件が共存する場合に実施される。それは、緊急の治療的介入を必要とする深刻な精神的悪化、治療に対する本人の非同意、病院外での時宜を得た適切な措置を施すことが不可能、つまり適切な措置をするのに地域の精神保健サービス側が不十分な時である。入院の期間は七日以内とされ、医師が必要とした場合は延長することは可能ではあるが、その場合でも、ＴＳＯの最初の手続きと同じく、二人の医師が提案したものを最終的に当該市長が承認するという手続きである。そして、四八時間以内に後見判事に伝えられ、後見判事がそのＴＳＯの適法性を判断し、市長に通知する。入院先は精神病院ではなく、総合病院内に設けられた「ＳＰＤＣ」（第1章注（2）参照）で行われる。

(9)　精神保健センターによる支援のケアの継続性や責任を負うことに関連して、そのことが不足したり不在の意味において「放置」という言葉を使う。

(10)　デポ剤とは、二〇から三〇日ごとに筋肉注射される徐放性抗精神病薬のこと。

ないことを露呈していた。

SPDC（診断と治療のための精神科サービス）

SPDCは、カリアリの総合病院のひとつの広大な病棟に配置されていた。電子ロックのついた閉じた扉を通り抜けSPDCの中に入ると、ロビーカウンターの後ろに「監視」のための武装した警備員[11]と看護師に出会う。SPDCのスペースは、ロビーに通じる受付や外来診療所の部分と、入院施設とに分かれていた。最初のエリアには医師が、入院施設エリアには看護師が、ほとんどの場合お互いに独立して患者の相手をしていた。鍵がかけられた不透明なガラス扉が、二つのスペースを分割していた。こうした中でしばしば医師との会話や外出を要求する患者が、ガラス扉を殴ったり、蹴ったりして、その音がしばしば聞こえていた。

また、このSPDCは三二床もっており、イタリアの法で規定される最大一六床をはるかに超えていたが、そのうち二七床は保健機構によって認定されていた[12]。この過剰なベッド数は、曖昧な方針で指揮している精神科医によって存続していた。すなわち、こうしたベッドはSPDCの危機的状況の元凶であるとともに、病院とベッドが権力と中核を示す象徴としても見なされていた。実際、彼らは過去にこの状態を終わらせるための現実的介入、努力を一切してこなかったのである。

ＳＰＤＣには二二人の専門職看護師と九人の補助看護師が働いていた。管理者を含む精神科医は一三人。これは地域のセンターの精神科医不足に比べてみれば、かなり影響力のある数である。精神科医たちは午前中は全員が働くが、午後は、ひとりのみだった。義務的治療の割合は、一七％の国内平均に対して二七％と大きく上回っていた。

ＳＰＤＣは、内科病棟のように組織されていた。病気は、生物医学的要因を中心に考えられ、社会やさまざまな関係の文脈にある苦悩の実在を捉えることを欠いていた。中心的な処遇は、診断や大量の向精神薬の処方で、薬の効果が出なかったときや、薬を拒否されたり、薬が十分でなかったとき、拘束などの強制的手法に頼っていた。ＳＰＤＣ内の拘束実施は、ルーチン化されていた。当時みられた一連の拘束実施状況は、状況の深刻さを表していた。二〇〇二年の拘束数は二三三件、二〇〇三年は三二五件、二〇〇四年は二五七件、二〇〇五年の前半で一七七件[13]。さらにＳＰＤＣでは電気ショック療法[14]も活用していた。

(11)　私が局長として最初にした行動のひとつは、警備員に武器を持たせないことである。二〇〇六年五月、警備員の配置はその後中止された。
(12)　認定されたベッド数より多い過剰なベッドも、より多くの患者の入院の可能性に応えるための必要数として管理者に正当化されていた。

閉鎖システムでの監視カメラは、入院患者のいくつかの部屋で起動していた。要するに、医療の場やそこでの実践および組織において閉じられた扉や拘束、隔離といったことは、精神病患者への危険性に対するものとして準備されていた。仕事のスタイルは病院的モデルを踏襲しており、職種による担当業務の分断は凝り固まったものであった。看護師は鑑別診断を行うために必要な病理的、およびCTスキャンやMRIのような複雑な放射線を用いる検査を行う多忙な日課に追われていた。

毎朝九時、担当医らは管理者とともにミーティングをしていた。たいていは二時間以上かけて、そこで新患の医者の割り当てや退院者の「臨床に関わる事例」について議論した。もちろんミーティングは、形式上は看護師に開かれていたが、実際のところ、この時間看護師たちは、看護や保健の業務で忙しく参加することはできなかった。また、午前中に、管理者が患者のベッドを訪問する習慣では、看護師長、精神科医や研修医たちが、みんな白衣を着て付き添っていた。

SPDC内の配置や、二階に分かれた広大なスペース、そして受付や外来エリアと入院エリアとの明確な区別は職員組織の「分断」をもたらしていた。つまり、入院患者の「近く」で働く看護師や当直医と、入院以外の受付や外来の中で働く医師や何人かの看護師との間に看過できない距離を生み出していたのだ。これにより役割間に距離が生じ、人的資源を有効に活用できているとは言えなかった。特に入院エリアでしばしば生じる「危機」の状況において、同じスペースに居る医師および看護師、スタッフの存在が十分であれば、最も危機的な状況に対しスタッフと患者の両方のリスクを回避し強制的手段に頼ることを避ける、よりよい可能性を招くことができるはずなのである。

入院に際して、たとえ入院前に精神保健センターを利用していた人でさえも、関係する精神保健センターのスタッフを活用することはほとんどなかった。時には退院に伴い管轄のセンターに患者についての情報メモが送られたが、その理由はケアの継続性よりも管轄の地域スタッフに社会管理の任務の権限や責任を移行させるようなものであった。

(13)　これらのデータは、ＳＰＤＣ管理者が二〇〇五年一一月にカリアリ精神保健サービスを訪問したイタリア品質信用協会（ミラノを拠点とする、精神保健の品質向上を推進するＮＰＯ）に提供したものである。

(14)　電気ショック療法（ＴＥＣ）の使用はイタリアでは時代遅れである。二〇〇七年にＴＥＣを使用している施設数は、電気ショック療法のイタリア協会（アイテック）によると、一二か所であり、六か所が国の保健サービス、六つが国との協定をもつ私立診療所である。二〇一八年までに行われている公的機関での電気ショック療法使用は三か所に減少している。二〇一二年に保健大臣が上院保健委員会に発表したデータによると、公共施設および二〇〇八―一〇年の三年間に認定された施設において、約一四〇〇回の電気ショック療法が行われ、とりわけ四〇歳以上の女性が多かった。なお、二〇〇八年以降、この治療はカリアリでは行われていない。

右に述べたような危機的状況にもかかわらず、市民文化において、また一般的な保健スタッフや精神保健サービスのスタッフにとって、ＳＰＤＣは、診断や入院、薬といった「本物の精神医療」を行う場として見ていた。一方、精神保健センターは、慢性もしくは重要度が低い精神医療の場であった。これらの理由のため、ＳＰＤＣは優先して注意を向け、介入を行う場として特徴づけられていたのである。

拘束克服に向けた道のり

カズの死後、私は計画の策定や現場における必要な編制や行動、状況を新しく、また掘り下げて知り、その地域における精神保健の指揮系統との関係や方針を確立するといった複雑な状況にあったが、拘束への反対を行動の基本方針に選び、それを前進しつつあるプロセスの質を測るための目安とした。

国内のさまざまな地域の精神保健の現場での経験において私が明らかにしたのは、いかなる変革も、深く沈んで忘れられた状況や危機的状況からを始めるべきだということだった。なぜなら、そうした状況の中でこそ、組織、実践、仕事のやり方を支えるパラダイムや論理が最大限に目に見えるものとなるからである。ようやく露わになり向き合うこととなった危機的状況から出発することで、変化の可能性を生み出すようなプロセスや行動を指し示し、道を見出すことができる。

ここで言及しているのは二〇〇六年三月から二〇〇九年二月までの期間のことであり、私がその間の変容のプロセスの主人公だった時期である。この変容は、いかに精神保健分野での変革が抵抗や衝突を生むか、しかしそれと同時に他分野においての変化や新しい物事の見方への原動力となり得るかについての、大きな経験を得ることができた。

ロビー活動家や制度的権力が自身の利益や特権を守るために改革に反対する中で、どのように専門職者にプレッシャーをかけ影響をおよぼすことになるかを直接肌で知ることができた。他者を異なる視点で見ることや、治療関係における権力の在り方を疑問視することから変革は抜本的に始まるものだが、その際精神医療は対立や抵抗の象徴的な場となる。

特に劇的なカズの死のエピソードの後、精神保健局内の精神科医の抵抗はとても激しく、何度も悩まされた。これは、カリアリの現場で起こったことだが、県の境界を超え、州全体やイタリア科学社会をも巻き込んで明確になったのは精神医学界における異なる視点だった。病気に焦点を置き、薬や入院／収容に治療を認める病院生物医学パラダイムを基盤に置くことは、生活の場から切断することになり、クライシスにある人や慢性者のための社会的な解決にはならない特別な場を設けることである。[*2] 他方、脱制度化のパラダイムに基盤を置くことは、精神的に苦しむ経験をもつ人々、家族や社会の中での人生の文脈を中心に置き、人生の主人公となる支援に向けたプロセスと地域に近接したサービスを発展させ、資源間や地域社会の資源の促進に焦点を置くことで、分断や排除を引き起こす一般社会の認識や慣習を変化させることになる。

私は拘束に反対し克服することが、変化をつくり出す糸口になると考え、ここから動き始めた。おそらく、こうした全体性の中で精神保健局のシステムに取り組むことが必要だったと思う。つまり、拘束に反対する行動を現場で行うことや廃止をめざすために、精神保健サービスのシステム内で縛られている特定の現場から、他者の権利侵害や人権否定の行動全てに対立する証として、組織モデル、文化、専門職の信念、治療的実践、関係性、権力、関連する他施設にまで、まなざしを拡大させる必要があったからである。

よって、精神保健局長としての私の行動は、一方ではＳＰＤＣ内で起こることに対し離れずに継続した注意を注いでいた。他方で、私の高度な任務に応えるために、精神保健局の組織へと介入したこととしては、地域保健の問題に異なる段階にのっとって、地域の団体や施設との関係を築き、個人の研修、サービスの新しい組織モデルの実験などを活性化させていくことだった。

しかしながら、ＳＰＤＣ内での私の介入過程は困難に満ち、非常に複雑なものとなった。

地域サービスネットワークの変革

次に、地域サービスネットワークと実務の質の回復と方法論の確立のために私が指示した行動の指標となった主な方針を要約して述べたい。これらは、私の経験から言って、収容することなく、地域保健の問題に応える精神保健の基礎的仕事である。

まず初めに、精神保健センターの開所時間を延長するよう、至急取り組み始めた。全てのセンターを月曜から金曜日は一二時間開所すること、土曜日の朝は六時間開所することを決めた。つまり必要性がある時に、市民はすぐにサービスに連絡が取れ、助力を求めること、当てにすることができる。さらなる目標は、クライシスにある人への昼夜の支援のために精神保健センターを週七日間二四時間開所して、ベッドを整備することでＳＰＤＣへの委託を減らすこと、もしくは避けることであった。

精神医療の場の退廃や窮乏から脱して、専門職の仕事や、その場に受け入れられる人々への尊厳を守るため、サービスの整備、環境、拠点を評価・特徴づけることに尽力した。次に、議論を開いていくこと、精神保健センターの管轄地域に対し、責任をもつという文化を強化するための行動を起こした。それはつまり、精神保健の仕事とは、担当となった患者を個人の責任で担うというものではなく、一般の地域社会やそのつながりに介入していくことで資源を獲得し、公式／非公式のグループとネットワークを編んでいくことであり、より脆弱な地域へはより介入を促進していくことである。開所時間が延長されたことで、地域での緊急時やクライシス時における精神保健センターの介入が拡大した。地域の中で、たびたびクライシスに陥る人や、その家族をよく知るセンターのスタッフの介入は、義務的治療の縮小をもたらした。時には、入院に頼らずにセンターによる積極的な介入により状況を解決することもあった。この時、精神保健局の緊急対応サービスは、祝日とその前日の午後だけに縮小し、継続していた。

私は精神保健センターで、複雑な状況下でも支援の責任を負い、注意を払う能力の強化をめざした。指導を始めた初期の頃、たびたび複雑な状況の報告を受けた。それは、市長、市町村の社会福祉サービス、裁判所などの公的機関だけでなく、家族や市民から上げられるさまざまな訴えをそれまで無視してきたからである。一つひとつの要望について地域サービス責任者に協力する旨を伝え、状況を分析し、コミュニケーションの方法を提案し、それまで経験されていなかった回答などを指摘した。この繊細な仕事をスタッフとともに行うのは、彼らが専門職として失格であることを意味するのではなく、経験や知識を高めていくために必要なことであった。

それはまた機関とセンターとの間での開かれた重要な対話の機会でもあり、またこれらのことから一般地域社会は、精神保健サービスの方向性の変化を検証しだすだろうと考えた。要求の受け入れや解読から仕事を始め、各精神保健センターには、精神科医、心理士、二人の看護師の多業種で構成される歓待（accoglienza）[*3]のグループが組織され、官僚的な受け付けや利用者の選別、および習慣・慢性的な診療業務とは正反対の姿勢で仕事にあたった。センターにやってくる人々は、もう孤独で不安の募る待ち時間を暗い廊下やロビーで過ごす必要がなくなったのである。

彼らは予約制で受け付けるだけでなく、可能性ある対応に向けて即座に耳を傾け、付き添うなどをした。これによって、状況の認識や任務を負う力が向上し、精神科医への委託や依存を減らしたことによって、市民との関係性がよりよくなった。歓待の仕事は、看護師の性質をより際立たせ、判断する資格があることを示す慣習をつくった。当事者として治療的行為をすることは、医者に対しての補助的な役割から徐々に脱していくことになり、多職種からなるチームは、緊急や危機の連絡に対し、それぞれの地域に介入していった。

センターに助力を求める人は誰でも、たとえ見当違いな要求であっても、私たちは耳を傾け、担当する責務があることを共有し始めた。したがって、ただ機械的に他のサービスを紹介するのではなく、適切なサービスを照らし合わせて、介入したり同伴したりした。要望を選択することを非難することで、緊急性や融通の利かない臨床能力から、精神保健センターを地域の文脈から遠ざけるのを避けることができ、センターは、さまざまな要望や個人的な要求を抱えた人々でいっぱいになった。こうして通常の外来の応対を越え、医者と患者の伝統的な関係を越えていくことになった。待機リストをゼロにし、歓待のテーマは、精神保健局スタッフ間の合意を生んだ。私はこのプロセスに沿って精神科病棟も含めた全ての事業ユニットのスタッフを対象に、大学の心理学者[15]による研修を行うことにした。

研修の過程は、グループ間での討論や批判的な振り返りや議論にとても重要な機会となった。それは、薬理学的対応や緊急対応から、患者の人生における仕事の関心へと目覚めさせた。そして、担当者の家族および社会的背景に関する知識、ケアの継続性、家族への支援、近隣へのコミットメント、日常生活への支援、職場や地域集団の場での介入について、主要な手段を生成していくこととなった。

さらに、サービスの大部分から「忘れ去られた」人々、つまり、司法精神病院に収容された人々への仕事に取り組み始めることで、地域での人間関係を再構築したり、または社会関係をつくり始めなければならなかった。個人の物語の再構築、個人計画の作成のために、センターのスタッフによる司法精神病院への訪問を組織化した。家族や地域社会の関係者と連絡を取り始め、介入や退院のプログラムを組んでいった。常にそれぞれの管轄の精神保健センターの助けを受けつつ、何人かはもともと居た場所へ戻り、何人かは地域の居住型施設へ移動した。そしてたいていは、精神保健の権利保護のため、保健機構と刑務所間で作成された公文書から出発し、精神保健の問題を抱える人々への担当任務のため、刑務所の中に精神保健センターの支援チームを居合わせるよう組織した。その介入は、刑務所に拘留されている人を司法精神病院に送り込むのを減らし(16)、さらに自傷行為や攻撃的ふるまいを減らす重要な介入となった。

専門職の価値を高めるために働き、個々のプロジェクトに何人かの責任者を置くときは、特に医者というわけでなく人物を基準にして選択していった。またある時は、精神保健局内で、個々のテーマによって異なる精神保健センターのスタッフ同士でグループをつくり、関係や比較ができるような場を支援していった。

精神保健センター長たちを関与させることで、家族会との継続した関係性が生まれた。だが、外の者と比較対照することは、時に難しく防衛的なものとなった。精神科医たちは、まるで組織の外の主体が、組織内にいることを認めるのに困難を覚えるかのようだった。

(15)　心理士でもある、カリアリ大学医学部の教授ピエトロ・ルテッリに教官として参加してもらった。
(16)　精神病を発病した囚人、もしくは「観察中」の囚人の刑務所からの送り出しは、司法精神病院に送致する主要な経路のひとつであった。

いくつかの精神保健センターは、保健局外の経験ある専門家とともに、担当利用者の新たな能力や資格を取る支援、研修や文化的活動などに取り組み始めた。これは、さらなる良い結果を招いた。常に何かから分離されたり、さまざまなことを禁止される精神医療の治療の場に、他の主体が頻繁に往来する場になっていったのである。

居住施設再編成の複雑なプロセスが開始され、その時まで従事していた精神科医、心理士、社会教育者の居住専任チームは、いく度かの議論の末、ケアの責任を負う地域精神保健センターに統合されていった。最初、看護師や介護スタッフが居住施設に滞在した。さらなる一歩は、精神保健センターの二四時間開所の時期とともに行われ、看護師および介護スタッフが地域サービスや病院サービスに転属になるにあたって、社会的協同組合[17]のスタッフが住居内のことを代わりに支援した。この一歩は、さらにセンターのスタッフの数を増員させ、住居者とスタッフという固定化した構造、分離した構造を抜け出させた。

また、サービス利用者のための、労働を通した社会統合の実践を促進する試みを開始し、社会的協同組合やこの活動に関係する精神保健局スタッフと、仕事におけるテーブルを囲む場が生まれていった。

このテーブルは、精神保健局が追求しようとしている戦略について、社会的協同組合に知らせるよい機会となった。また、職業訓練や雇用の目標を達成するために必要な数の人々を雇用する必要があり、そのことを引き受けることができるか協力の役割確認などについて熟考する機会となった。議論は激しかった。なぜなら、精神的困難を抱える人の会員としての参加について、多くの人が無頓着であったり、現実化するのは不可能と考えていたからだった。しかし、テーブルを囲んでの議論から出発したことで、協同組合での職業訓練サービス利用者数が目に見えて増加していった。さらに、保健機構は、欧州の法律に従って社会的連帯のため仕事を割り当てるために介入しはじめた。こうしたことにより、時間の経過とともに利用者の協同組合への就労を促し、精神病患者への偏見をなくす重要な影響を与えた。

(17)　社会的協同組合を規定する、一九九一年の法律三八一号「社会的協同組合法」によると、社会的協同組合とは、最も脆弱な市民の社会的統合や人格形成を追求する目的で生まれた社会的企業である。社会的協同組合は、タイプAのものとタイプBのものを区別している。タイプAの協同組合は、サービス協同組合、社会保健の管理、および生涯学習のサービスを提供している。タイプBの社会的協同組合は、仕事の産出である。こちらは、社会的弱者の人々の労働を通した統合を目的とした生産的活動を展開している。その社会的な組織体は、社会的に不利な立場の人を組合員の少なくとも三〇％、雇用しなければならない。

二四時間体制の精神保健センター開設

二四時間体制の精神保健センター開設は、間違いなく私が最も力を入れた最重要の目標であった。法律一八〇号[*4]制定から四〇年経った今、イタリアの脱施設化の経験から言えるのは、組織的配置こそがその具体性において、精神病院中心のサーキットに代わるオルタナティヴであり地域における精神保健の需要に対して、避難できる場所の権利も含め最善のやり方で対応できるということである。

クライシスにある人々の昼間と夜間の受け入れのためのベッドを備えた二四時間体制の精神保健センターは、一九七五―七七年にトリエステですでに始動しており、精神病院の閉鎖と克服を可能にした。センターは、精神病院から退院した長期入院していた患者の支援のため活動し、ケアの継続性を保障するため、急性期患者の日常生活における要望を尊重し、さらに精神病院への送り込みを防ぐために新しい利用者支援にも取り組んだ。まさにこうした配置から始まったことで、トリエステでは、一九八〇年三月、世界ではじめて完全に精神病院を閉鎖することが可能となったのである。それ以来トリエステは、精神病院のない街である。

ベッドを備えた二四時間体制の精神保健センターは、精神病院の「否定された施設」(18)

（*L'istituzione negata*）」に対して「発明された施設[19]」と呼ばれた。今日、これは、トリエステ精神保健局[20]の基礎をなす仕掛けであるだけではなく、フリウリ＝ヴェネツィア・ジュリア州[21]全てのセンターも同じように展開され、イタリアの州の中で、優良な精神保健の指標[22]となっている。

カリアリ保健局の三年計画では、県管轄のベッドを備えた二四時間体制の精神保健センターの実験的開設を予定していた。この計画は、まずはカリアリで二四時間センターを開

（18）『*L'istituzione negata*（否定された施設）』という書籍は、フランコ・バザーリアによって編集され、一九六八年に出版された。一九六一年以降バザーリアと彼のチームがゴリツィアで行った治療共同体の開設、開放、変革プロセスを証明する本である。一九六八年にエイナウディから出版された本は、政治の時代に、多くの学生、専門家、労働者、知識人に参照された。最初の四年間で一〇万部以上がイタリアで販売され、イタリアの文学賞ヴィアレッジョ賞を受賞した。

（19）一九七九年一一月以降、精神保健サービスを担当していたバザーリアの後任フランコ・ロテッリによってトリエステで創造された言いまわし。『*Per la normalità. Taccuino di uno psichiatra*（正常さのために。ある精神科医の手帳）』（一九九四年）。彼の本の中の一九八八年の文章のタイトルである。

（20）トリエステ精神保健局は、一九八〇年以降、世界保健機関の共同研究センターでもある。精神的困難を抱える人々とその家族を包摂したケア、精神病院の克服に取り組みたい世界の国々のための参考とされる地となっている。

（21）トリエステを州都とする州。

所するものだった。それは複雑な作業であり、激しく対立する議論の源泉になった。つまり、ベッドを備えた二四時間体制のセンターの存在は、生活の場から治療の場への分離となる、ベッドを基盤とする病院治療の概念を議論にのせることになるからである。

これに対して、病院の精神科医から発した強い反対勢力が組織化され、イタリアサルデーニャ精神医学会[23]の精神科医にまで拡がり、最終的には国家当局の意見を聞くほどまでになった。精神科医たちの抵抗の根拠は、どれも時代遅れで、無知を象徴するものに思えた。彼らが非難したのは、二四時間体制のセンターを介した地域医療そのものが、「重篤」な患者への注意不足と他の病状の忘却、そして精神病患者のケアの場所が病院に限定されないことにより、再び「特別」な立場に置かれることになるということであった。

しかし最終的に、この地域には、精神病の社会的要因を認める「バザーリア派」の概念を確認することができた[24]。実際、これらの議論は、これまで医者の「知識」を通して行使された「権力」の危機を表明するに過ぎなかったからである。

二〇〇七年五月、このような抵抗はあったものの、四つのベッド[25]を備えた二四時間体制の精神保健センターがカリアリに開設され、私たちの仕事が変わる象徴となった。開所日に配布されたリーフレットには、次のように書かれている。

精神保健サービスシステムにおける精神保健センターは、個人や集団のケアおよび社会統合の道筋を担う推進力であり、実行役でもあります。精神保健センターは、自

(22)　二〇一五年の保健省のデータを参照。イタリアには一八三の精神保健局がある。精神保健センター（一一一四）が構築するサービスネットワークは、デイセンター（八三八）住居施設（一八三六）、総合病院内SPDC（三二〇）、五、三三〇ベッド（一〇・五床／住民一〇万人）のうち七六・一％が公立で、二三・九％が私立である。従業員は約三万人で、利用者は約八〇万人。総医療費の三・五％が精神科支援に割り当てられている。フリウリ＝ヴェネツィア・ジュリア州（FVG）には、五つの精神保健局があり、精神保健センター、デイセンター、住宅施設からなるサービスネットワークには八九の機関がある。一七の地域サービス、三七の住宅サービス、および三五の半住宅サービス。病院全体で三六台の入院用ベッドが利用でき、精神保健支出は、全国平均と比較して、一・七％未満である。

国の値に対するFVGの価値ある指標は、病院用ベッドマイナス六七・二％、精神科居住施設の数マイナス二・五％、半住宅の数プラス一〇二・四％、スタッフ数プラス一・四％、一ユーザーあたりのパフォーマンスプラス一八九・三％、義務的治療マイナス七五・一％。二〇一一年の司法精神病院のFVG被収容者の数は、一〇〇万人あたり〇・七人で、全国平均の一〇〇万人あたり二〇人という全国平均を下回っている。

(23)　イタリア精神医学会（SIP）は、イタリアの精神科医が多数所属する学会。

(24)　ゴリツィア精神病院に収容され、非人間的な処遇によって自己のアイデンティティを喪失した患者との出会いから、バザーリアが主張した、「精神病を括弧に括る」ことで、病気へのまなざしから、人間へのまなざしへの変更を促した。生物医学的診断傾倒の否定として、また、診断がいかに曖昧なものであるかを意味している。

分自身で表現するのすら難しい問題にも注意を払い、傾聴し、歓待する場所です。身近でつながれる場であり、コミュニティに開かれ、コミュニティの交差する場、そして地域に向かって仕事が始まる場です。人々は注意をむけられ、尊重され、耳を傾けられ、複雑さにも対応され、支援、保護を受けられ、そしてもし必要なら、夜間や期日を延ばした歓待も受けられる場所です。

ケアの場は、ケアの態度を象徴します。このために、外来だけでなく包括的な責任を負う空間、無限に多様な人々にめぐり合う空間でもあります。潜在的な力を養うため、研修・資格・文化的活動に参加するための場にもなるのです。望まない無為な時間、排除、放置、孤立に抗するため、時間の経過に意味を与えることができる空間でもあります。そして、家族の負担を軽減し、回復の可能性を支援するため昼夜の受け入れも可能とする空間です。つまり、危機の時に、時間的・空間的連続性と面識あるスタッフとの強い関係性、つながりや支援のある状況下で、通常の人生の文脈から自信をもって距離を置くため、あるいは退院後に人生のあゆみを再開する可能性を高めたり、安定させるためにあります。

道具や家具、環境への配慮に特別の注意を払ったのは、精神医療がつくり出したものとは対照的に、必要性だけでなく、美しく、親しみある場所への権利を強調したいと考えているからです。ヴィラクララの精神保健センターは、色彩、色、品質といった「ルネサンス（生の復活）」の建築様式に従っており、しばしば権利を否定されてきた人々に、美しさの権利を保証するものです。

二四時間体制の精神保健センターの仕事は徐々に始まっていったが、しかし一方では、時間の変更や、スタッフの仕事のスタイルや方法の変更、クライシスにある人々により接近した継続的な関わりなど、スタッフに求められる必要な対応に関連した困難が伴った。他方で一部のスタッフからの反抗的な態度による困難も生じた。特に二四時間の受け入れ体制それ自体が試練の山積で、しかも対立を引き起こす種でもあった。一部の精神科医は、センターでの昼夜の歓待を稼働させず、当人や家族がセンターでの歓待を要望しても聞き入れず、ＳＰＤＣでの入院処置をとり続けた。精神保健センターでの歓待のためのベッド

(25)　センター開所式には、保健大臣、州の長、保健の州評議会、多くの政治代表者、保健局の運営者そして管理者、そして一般的には家族や市民が参加していた。精神医療の問題とイタリアの精神医療改革について長年日本で働いてきたジャーナリスト大熊一夫氏も出席していた。『精神病院を捨てたイタリア　捨てない日本』（岩波書店、二〇〇九年）の執筆者で、カリアリについてもこの書籍の第4章に書かれている。この書籍のカバーは、カリアリの二四時間体制の精神保健センターが開所された際の写真である。

の活用は、病院における入院患者の減少を意図していたために、彼らがこれに反対したというのは明らかだった。

一方、治療中の人やその家族は、街で連携し、開かれたこの場に価値を認めた。なぜなら、センターでの治療は、それほどスティグマをもたらすものではなく、出会いや関係性をつくり出すことができ、患者自身のリズムに近いものだったからである。そうした場所ではクライシスはその人を理解するきっかけとなる。クライシスをもたらした、もろもろの状況や関係性、歴史やプロセスを理解し、それらがクライシスのかたちで表出されていることを理解するのだ。

二四時間体制のセンター内で、さまざまな役割のスタッフが、他者との対立、交流、相互関係、信頼および接近からなる日常生活においてのみ、その治療行為が達成され得ることを認識し始めていた。彼らの総体の中で、人々の全ての面に対して「責任を負う（presa in carico）」という意味を獲得していった。

また、センターのある建物内の隣接した空間に、市民のためのワークショップやコースが開かれた「市民のラボラトリー」が、街の職人やアーティストによって立ち上げられ、そこには精神保健サービス利用者も参加していた。同じ空間にニーズをもつ人たちを歓迎し、配慮ある日常的な場になるべく、家族会の拠点も移転された。

カリアリの二四時間体制の精神保健センターの開設と同じく、県の郊外にある自治体のセンターに、クライシスにある人を昼間および夜間に受け入れるためのベッドが二床設置された(26)。

二〇〇八年八月から、カリアリ都市部の街にあるもうひとつの精神保健センターに、歓待のためのベッドが設置され、二四時間体制の精神保健センターが稼働することになった。精神保健の仕事は、地域の中でますます拡大し繁忙になって、よい実践が強化され始め、ネットワークが構築され、当事者とスタッフ間だけでなく、さまざまな経験をもつ当事者や家族、市民と頻繁に出会うようになっていったのである。

ＳＰＤＣの変革

地域サービスはますます地域の中に統合され、存在感を増していったが、一方、ＳＰＤＣは、クライシスの問題に対処する方法を見つけられずにいた。最初の二年間は、目立っ

(26)　この精神保健センターは二階建ての建物になっており、六つの居住用のベッドをもっていた。二人の退院後、二床のベッドはクライシスにある人々を受け入れるためのものに再変換された。これは、カリアリ総合病院内ＳＰＤＣでの入院を減らすことに加え、地理的距離の問題のために受け入れが保証されていない人々のための、ケアの継続を可能にすることになった。

た変化を生み出すことはできなかった。反対勢力とその抵抗が大きかったのである。

拘束の実施頻度を指標とし、過去を振り返る研究データ(27)を活用した。ここに二〇〇六年の最初の半年間、「始まりの時(28)」の状況を紹介する。九〇回の拘束、五八人の隔離室利用、少なくとも一回の拘束が実施された日数は六〇日、拘束の最大持続時間は九日間を超えていた。この状況は深刻と言える。三日に一度は誰かが縛られ、対象期間の三分の一以上において最大四人までの複数名が拘束されており、その状況の中、六月にカズが亡くなったのである。

ほとんどの場合、縛られたのは、最初の入院時か、精神医療サービスとのファーストコンタクトの時である。通常、病棟に到着した時か最初の日に拘束され、その多くが、入院の過程で再び拘束されていた。拘束を受けたこと自体がリスクファクターとされて新たな拘束につながっていたのである。

ほとんどの人が、四本のバンドで手首と足首をベッドに縛られるが、場合によっては胸部の抑制帯も加えられる。縛られた人々の半分以上が、すでに処方されているものに追加して鎮静の薬物療法を受け、薬物による拘束が器具による拘束に加えられるかたちであった。

厳しい状況の中で、私が現場にもたらすことのできた行動は少ないものだった。三月から警備員は武器を持たなくなり、五月には配置自体が取りやめられ、六月に全てのスタッフとの定期的なミーティングを始めた。大きな緊張のもとで行われたものの、ミーティングはいくつかの効果をもたらした。それは、治療についてのさまざまな見方が明らかになり、これにより各人がどちら側につくか自覚的に選べるようになったことだった。そうした中で何人かの看護師が、クライシス状態の人に今までとは違うアプローチを試みだした。変革に必要なことは、困難なことでも全て試みられ、実行に移された。手始めに行われたのは、人々の尊厳を尊重するより注意深い援助実践だった。とは言えやはりミーティングが、二〇〇八年に行われた看護師向けの研修コース[29]と同じく、自分たちの役割が認められ価値ある重要な経験となった。病棟ミーティングから始まり、看護師が自分たちの職業組合の管理者と論議する会議を促進したこと、二〇〇八年の研修中[30]、看護師のコーディネー

(27)　二〇〇八年保健局本部が促進したこの研究は病院のＳＰＤＣで拘束使用に影響をおよぼし、決定づける主観的条件、関係性の状況、文脈的要因についての調査を目的としていた。この調査は二〇〇六年一月から二〇〇八年一二月までの期間を調査し、データ調査は六か月ごとに行われた。

(28)　三月のその期間に、私の仕事が精神保健局で始まった。

(29)　看護師のための研修は、これまで一度も組織されたことがなく、医師の管理者のみがその特権を維持していた。

ターが精神科医の代表の前で立ち上がり、変革を支援することを宣言していたこと全てを、私は覚えている。

二〇〇六年が半年経った頃、カズの死亡を知った後すぐに私は、拘束が行われる度に、その処置が「必要」であったとする理由と、それを避けるためにどのような努力がなされたのかを示した報告書を作成し、本部へ送るよう命じた。

この規定は拘束を規範化するもの、つまり、ガイドラインと同じく拘束を正当化するものと解釈されるかもしれなかったので、この規定が適切かどうか私は何度も自問した。

しかし、拘束を実施する時間や方法を直接的かつ透明な方法で監視することが不可欠であると考えた。スタッフの意見では、拘束実施を避けられなかったということだが、そういった事情への批判的評価の態度に、スタッフを向かわせる必要があると考えた。この規定は、ＳＰＤＣの精神科医らに対する不信感および能力の疑問視と捉えられ、緊張した雰囲気を高めたが、実際には拘束の数を減少させた。ＳＰＤＣに外部の監視を導入したことで、拘束実施についての注意や減少につなげたのである。

連日、精神保健局の事務局に届いた集計から出発することで拘束の監視が組織化された。入院患者や新患の数、義務的治療数、勤務スタッフ数、当直医や看護師チームなどのいくつかの変わりやすい変数に関連づけて、スタッフの傾向を分析していった[31]。特に入院患者数に注意を向けていた。ＳＰＤＣの中にクライシスにある人の数がより多く存在することは、拘束の実施を正当化する緊張の爆発やアクティングアウトが起きる可能性を引き起こす。この指標の分析は、特に二四時間体制のセンターの開設後に、精神保健センターの行動や受け入れの質を測るバロメーターにもなっていった。

九月の特別研修の後、院内で病院ボランティアのグループ(32)が働き始めた。ボランティアが日常的に数時間にわたって滞在することで小規模ながら社会的関わりの時間が生まれ、悲惨で孤独な場に生きているのをそこから脱出させることに寄与していた。

二〇〇六年後半の六か月は、状況の全体的な停滞にもかかわらず、拘束の頻度に関して若干の動きの変化を記録していった。拘束実施の回数、および拘束を受けた人の数は、それぞれ二〇％の減少を示した。最も顕著なデータは拘束時間の縮小であり、普段は二―六

(30)　暴力的状態との闘い、危機管理の研修コースは、「自由は治療的である」（トリエステの実践基盤であるスローガン）をテーマに据えて、七つの基調講演が設けられ、精神保健局の上層部、大学関係者を含む精神科病棟の責任者たち、看護師、精神的不調の経験者、地域の家族等さまざまな人々によって講演された。

(31)　実際に私たちはデータをもっており、それらを検証することは可能であった。拘束につながるような攻撃や暴力は、特定のスタッフに対してのみ起こっていたのである。

(32)　これはイタリア病院ボランティア協会の会員であり、一般病院の中で、より脆弱でより孤独な入院患者の支援のために従事する。ＳＰＤＣ内で実験されたのは、イタリアでは初めてとなった。

時間の間で揺れ動き、最も長いもので四三時間であった。

二〇〇七年、ＳＰＤＣは特に複雑な時期を呈した。見てきたように地域の仕事においては、昼夜の歓待のベッドを備えた二四時間体制の精神保健センターを核とする実践の広がりが構築され始める一方で、ＳＰＤＣは動きを止めたようにみえた。司法官によって任命された専門家による、カズの死体解剖の報告書の取り換えや、審理中の検体の早すぎる処分の発覚など、司法上における調査の進展は、管理者グループを全て元のまま継続させる方向に動いているようだった。唯一の変化の兆しは、二〇〇七年二月、一部の看護師たちと、脱制度化の実践を行う一人の心理士(33)によってもたらされた。この心理士は、看護師の教育と拘束に対抗するための方法論の開始を目標としていた。彼は、病棟の責任者側からの防御にひびを入れる存在となった。

精神科医の朝のミーティングで、影響力ある異なる視点を提示し、患者や家族の要望を伝え、既存の態勢や固定した矛盾点を明るみに出すことで、批判的な視線を投げかけ続けた。心理士は、患者と看護師が出会う「療養」の場に居合わせ、重要な基点や関係変化の触媒となった。患者たちが心理士と構築した信頼関係は、患者たちが要望を表現することを可能にし、そして看護師はその要望に対応し始めたのである。

ある時には、入院患者たちが医師に要求する時、心理士を仲介することで医師と話すことに成功した。心理士の仕事のおかげで、患者はタバコを買うために病院のＳＰＤＣから定期的に外出できるようになり、年金を引き出し、対面にあるバールでコーヒーを「自由に」飲むことが可能になった。この日常的な配慮は、緊張の高まりを抑えること、反抗や怒りの爆発を阻止することができた。ＳＰＤＣでのクライシス時においても、心理士の介入は、しばしば抑制的対応に代替え案を提示し、精神科医を巻き込む対立の状況を生む原因となることがしばらく続いた。心理士は、入院患者への責任を負うため、精神保健センターのスタッフと日常的な関係を築いていた。多くの家族が心理士を頼り始めた。ＳＰＤＣの責任者は心理士の働きに同意する人が増えていくことに気づき始め、当初は心理士をＳＰＤＣから遠ざけるため、あらゆる手を使った。

二〇〇七年五月、保健機構の本部は、二〇〇七年の拘束実施減少のため具体的数値目標(34)として、前年比三〇―五〇％の間での削減についてＳＰＤＣの責任者と合意した。しかし(35)二〇〇七年六月、ＳＰＤＣの責任者との間で激しい緊張状態になり、結果、ＳＰＤＣ内の

(33)　一九七六年以降、アブルッツォ地方の精神保健センターで働いてきた心理学者、心理療法士のアレッサンドロ・シロッリである。現在、彼はラクイラ「一八〇人の友の会」の会長である。

(34)　数値目標は、契約のための道具である。毎年機構本部から保健局長の提案に基づき、管理職とスタッフに割り当てられ、そして経済的利益を得ることを認めるものである。

ミーティングは、戦場の様相を呈していたため中断された。

秋に、ＳＰＤＣの責任者や精神科医は、保健局や機構に対し、後に長く続く司法官への告発を開始した。これは、ベッド数の多さや職場における安全性の不足をその告発の対象としたのである。これまで、ベッド数削減のために何度も繰り返した提案を、ＳＰＤＣの責任者は決して受け入れたことがなかったにもかかわらず。

カズの死によって確かになったことは、外部の政治的主体がこれらの行動に向かうように仕向けたことや、告発がさらに深刻な防衛姿勢を現していることだった。状況はますます複雑になり、これらの告発が二〇〇八年以降のものも含め、たとえ調査や捜査をすることが決まっても、私や機構本部に対する司法的措置につながることは決してなかった。しかし、ＳＰＤＣ内、仕事、患者、家族に対する影響については心配だった。

その年の拘束に関するデータは、病棟の空気を反映していた。二〇〇七年前半の六か月には、前期と比較すると拘束実施についての減少が記録されていた。拘束の回数、拘束された人の数、および拘束されている日数の減少がみられた。また、拘束時間が二四時間を超えることはなく、決して胸部抑制帯を使うことはなかった。看護記録の分析(36)から浮かび上がるように、特に変化が見えたのは、入院している人々と看護師との関係だった。しかし、苦しんでいる人への新たな注意や、拘束された人への責任感の増大が現れていた。しかし、後半の六か月間は、機構本部とＳＰＤＣ内精神科医との対立や政治情勢による苛立ちに呼応するかのように、このポジティブな傾向は停滞してしまっていた。

転換の年

二〇〇八年は転換の年となった。精神保健センター内では地域における実践が広がりを見せ、質が向上し、より強固なものになっていった。一方、ＳＰＤＣ内ではカズの死の責任者の起訴と機構本部からの職務停止令の後、新しい状況が生まれていった。精神科医との対立は常時あったものの、司法的な行動を挟むことで新しい段階へと進み、反対勢力が弱体化していく中、変容が起きつつあったのである。拘束の実施は大幅に減少し、廃止すら間近であるようにみえた。責任者の起訴、および年の初めの数か月に起きた深刻な事件後の責任者の職務停止は、ＳＰＤＣに蔓延する緊張状態解消の必要性を越えて、サービス

(35) このような状況において、ＳＰＤＣの責任者が保健機構に二〇〇六年の拘束データを提出した。遡及的研究から、拘束日数と拘束実施数を混同して、優れているという意味において、前半期の拘束のデータが誤りであることが後々証明されるだろう。拘束に関するデータの比較により、管理者やＳＰＤＣ全体の完全な不注意が示された。

(36) すでに述べた遡及的研究で行われた分析のことである。

現場の趨勢を決する重要な意味を帯びていた。

しかしそれはまた、ＳＰＤＣや保健局、街や州、さらには政治上でも扱いの難しい複雑な状況を生んだ。この急進的な決定によって、責任者への支援の声がいくつもの社会的階層から起こり、反対勢力側の勢いに火をつけたのだ。

精神保健局と機構本部は、マスメディアによって誇張された論争には参加せず、専門的かつプロとしての介入を続けることを選んだ。

二四時間体制のカリアリ精神保健センター長が、ＳＰＤＣの職務責任者に任命された。彼は保健局内で唯一の常任医長であり、改革のプロセスに対し責任感や注意を示し続けた専門家でもあったので、この任命は至極当然のものであった。

しかし、彼は一時期不在だったため、しばらくして私がＳＰＤＣの責任者を臨時に担うことを余儀なくされた。その状況は、私にとって決定的に重要な経験となった。そのことによって、ようやくＳＰＤＣの現実に直接向き合い、日常業務の具体的な内容に近づくことができ、スタッフとの直接的な関係を確立することができた。大多数の看護師との検討や協力を通じて有益な関係性が生まれたが、一方で精神科医との関係は難しく、私を疲弊させた。表面的には協力的で尊敬の意をもっているようにふるまっていたが、実際はメディアや法的手段を使い、私や機構本部に対して批判的で手荒な活動を続けていたのである。

一方、閉鎖を前提とするＳＰＤＣの治療の実践を打ち破るため、実践や仕事のスタイルに変化をもたらす精神保健センターの二人の精神科医[37]を、ＳＰＤＣ内での業務に配置した。最初の取り組みは、労働組合の代表やさまざまな役割の全てのスタッフと協議して、「サービス再編のための実験的計画」を実施することだった。この計画は、過剰なベッドを直ちに廃止し、場の再調査を行うものだった。次々展開されるスペースや家具の配置の変化は、今までとは違うケアの姿勢と呼応するものであった。「歓待の空間」については、重要な介入が行われた。ロビーにはカウンターがなくなり、代わりに小さな机がいくつか置かれ、カラフルなソファで順番待ちの人がくつろげるようにした。

クライシスにある人をもてなすために、以前の窮屈な空間とは対照的に大きな部屋を設けた。古い待合室はミーティング室になり、入り口ホールに陰気に構えていた電気ショック療法室は空にして広い医局にした。一方、電気ショック療法のための設備は、療養部屋の一室に持って行かせた。それ以来今日まで、カリアリＳＰＤＣでは使用されていない。入院エリアの女性用と男性用の二つの狭い医務室では、薬物治療が行われ、また薬が保

(37)　このうちの一人は、二〇〇八年二月のエピソードの後（第１章）、怪我をした精神科医の代わりとして、すでに病棟に関わっていた。もう一人は精神科医の退職に代わるもので、以前の医師はジュゼッペ・カズの担当だった。

管されていた。男性部屋には、ＳＰＤＣ内部の監視カメラシステムのモニターが装備されており、これを通して入院患者は遠隔から「管理」されていた。時にはＳＰＤＣで実習中の精神科医学生が担当したりしていた。この二つの医務室の代わりに、入院エリアの中心に看護師がより効果的に働き、患者と対話することができる大きな部屋を設け、カメラでの監視は廃止された。

居間の家具は新しくされ、明るく、居心地のよい空間になった。庭への扉は常に閉ざされたままだったが、今では開けられたままで、患者はスタッフに管理されることなく外に出ることができるようになった。

ＳＰＤＣ内では、未だ他のエリアと区別する扉は閉じたままであったが、徐々に開放の方向へ動き始めていた。患者はＳＰＤＣ内を自由に移動することができ、全てのスタッフと会いに行くことができた。外に向かう扉は、未だ閉鎖されたままだった。開放のためには、引き続き大きく、段階的な努力を必要とした。

実践の変容は、ＳＰＤＣ内ではすでに明らかなこととなり、ますます一般化し拡がっていった。スタッフの日々のミーティングは午後の当直引き継ぎの時間帯に移され、その日に勤務しているほぼ全てのスタッフが集まっていた。歓待や、患者の責任を負うことは、患者のもつニーズに注意して応え、柔軟で個別化された他者の時間を尊重するようになった。こうして、傾聴の力が一段と高まった。ＳＰＤＣの責任者は入院エリアに常に姿を見せ、新たな問題に当事者として対処した。

異なる専門職者間の役割の関係は、比較と共通の仕事を通して変化していった。ＳＰＤＣ内に地域のスタッフが入ってくるようになり、精神保健センターとの関係はさらに強化された。ＳＰＤＣの厳しい規則も実践の中で議論され、より柔軟になっていった。家族が食事の時間や終日、患者のそばに居る時間を認めた。病棟から出る人は増え、「同伴者」も多様化した。すなわち、心理士だけではなく、センターのスタッフ、家族、実習生、友達など、治療の場において多様な主体の存在が拡がっていった。

一九七八年の法律一八〇号公布から三〇年後の象徴的な五月一三日、家族会が推進した講演会が開かれた。人で埋め尽くされた講演会の後に、午後、ＳＰＤＣ内で市民に開かれたパーティーが行われた。それは、市民がＳＰＤＣ内の状況を知ることができ、その機能を確認することができる大きな意味をもつものとなった。

これは歴史的なイベントとなった。街の人が、初めてＳＰＤＣ内に入ることができたからである。また、パーティーには、多くのセンターのスタッフ、家族、利用者、ＳＰＤＣの勤務シフト以外の看護師、アソシエーション・協同組合・総本部の人々や病院の医師などが参加した。ＳＰＤＣの扉は開かれたままだった。初めて、精神保健局のスタッフの間に情愛の念がめぐるのを感じた。開放された扉の近くに立つSPDCのスタッフは、自然な態度で気軽な様子だった。

入院患者たちは誰も、「逃げ出す」必要性を感じていなかったのである。

一年の最初の月に、継続していたカズの死に関連した事件についての司法訴訟が行われた。五月、カズの解剖証拠の差し替えをした被疑者である病理解剖の管理者は職務停止とされ、自宅待機になった。一方、労働裁判所は、停職処分を受けていたSPDC管理者の復職要求を却下した。

SPDCの精神科医は、保健局や機構本部に対し、監視カメラシステムの廃止、以前は没収していた入院患者の個人用品の所持、警備員の不在がいかに職場の安全性を損ねるかに関して、司法的な手段で異議を挟み続けた。以前は頻繁に起こっていた危機的なエピソードや従業員の怪我は起こっていないにもかかわらずである。その優れた専門能力や倫理観から皆の尊敬を集めていたSPDCの新しい責任者は、新しい動きへの賛同者であることから継続して批判を受け続けた。働く状況は平穏なものではなく変化を選択することは、常に新しい局面となり、危機の対応や実践の変容を考えることであり、そうしたことはスタッフにとっては明らかに楽な状況とはいえなかっただろう。

また一方では、以前から起こっていた何でもないエピソード、たとえばSPDCから入院患者が脱走した事実などが、新しい動きの信用を失わせるために、偏見や恐怖を交えて報道されることもあった。

また、責任者を困難な状況に置くために、意図的につくられた状況もあった。何日かにわたる特定の精神科医たちの夜間当直後に、ＳＰＤＣはベッド数を越える患者でいっぱいになった。これは、すぐにスタッフ間の高い緊張をつくり、混乱や緊急事態をもたらした。したがってＳＰＤＣの責任者は、時には一部の患者の予定していない退院を通じて、夜間に病室や廊下に追加したベッドを取り除くことを優先的にしなければならなかった。同じ時期、ＳＰＤＣに配置されたベッド数を越える人で埋まった夜の翌日、州議会の野党議員がＳＰＤＣを不意に訪問し、州政府への説明要求や新聞を通じて、ＳＰＤＣの過密状態や「道徳的な混乱」(38)を告発するということが起きた。最も厳しかった訪問は、入院患者が多かった夜の翌朝に、州議会の議員とサルデーニャ出身の国会議員たちとともに、下院社会問題関連委員会の副会長(39)が訪れた時だった。

その朝、責任者不在で、私は保健機構の責任者と一緒にＳＰＤＣを訪問した。長い会合

(38)　このような過密状態の状況では、男性の部屋が女性の部屋に近いことが起こり得た。
(39)　これは、二〇〇八―二〇一三年のシルヴィオ・ベルルスコーニ政権当時に法律一八〇号を改正しようとする法案を作成した、精神科医であり法医学医のチッチョリ議員のことである。

の中で、ＳＰＤＣの現状や前進しつつある介入とその結果、特に拘束実施と職員の怪我の減少などの情報を共有した。会議は穏やかに進み、一部の精神科医の思惑とは裏腹に国会議員たちは異論を取り下げた。

この状況は、政治家たちが急な訪問を続けるのは無益でくだらないものであることを明確に示しており、夜間に病院が過密状態になっても訪問自体行われなくなった。

夏の終わりには、ベッド数を法律の規定に準じさせるため、カリアリ県での第二ＳＰＤＣ開設準備が始まった。実際、この決定は私にとって賛同できるものではなく、二四時間体制の精神保健センターが、地域社会における危機にある人への支援をするための責務をもつことに価値を置く、自分の信念に応じるものではなかった。しかし、実践を数値化する状況では、これが現実なのである。二四時間体制の精神保健センターは昼夜の受け入れにおいて未だ完全には機能しておらず、私の任務期間中にＳＰＤＣ内のベッド数を法の規定内まで減らすことは猶予できない懸案だった。以前からのＳＰＤＣに一五床を残しつつ、新しいＳＰＤＣは一二床のベッドが想定された[*5]。

二〇〇八年も拘束実施回数の傾向は、ＳＰＤＣ責任者の変更に伴って生じた仕事の姿勢や実践、組織の変化が反映されていた。前半六か月では、拘束実施は一七人に対して二四回まで減った。その内一回の拘束だけ二四時間を超えたが、大部分は一時間未満だった。

しかし、二〇〇八年の最初の二か月、つまり体制が新しくなる前には一四の拘束[40]がなされ、そしてそれらは長い時間適用されていた。次の「四か月間（三―六月）」には、一〇回の拘束だけで一時間も満たないものだった。後半の六か月では、旧体制の精神科医たちが危機的な状況を生み出し続けていたにもかかわらず、拘束の回数は依然として低下していた。拘束を受けたのはわずか四人でどれも短時間だった。この削減は目覚ましい成果であるが、ゼロにする必要がある。拘束の廃止はさまざまな証拠において今や可能であり、それは近い将来のように思えた。二〇〇九年二月、みごとに改装され、組織された第二のＳＰＤＣが開設した。私は、カリアリの二四時間体制の精神保健センター長を第二ＳＰＤＣの管理者に任命し、拘束を行わず、オープンドアを基本とするように求めた。第二ＳＰＤＣも同じく、非拘束、オープンドア、そして新しい管理者の熱意と合意と能力によって運営されることになった。

（40）　本章で言及されているこれらのほとんどは、若い男性に対して実施された。

訳注

＊1　ＴＳＯ（=Trattamento Sanitario Obbligatorio）を本書では以降「義務的治療」と訳している。その理由について、松嶋（二〇一九）の説明を引用しておく。「義務的治療とは、この法律一八〇号によって初めて創出された概念であり、精神医療に限られるものではない。ただこの概念は、それ以前の精神医療関連法で規定されていた強制入院（ricovero coatto）と根本的に差異化するかたちで定義されている。ここで言われている「義務的」とは、あくまで本人の健康にとってのものである。'obbligatorio'は確かに「強制的」と訳すこともできるが、そうするとＴＳＯは「強制治療」ということになり、'coatto'という別の語を使う「強制入院」との違いが不分明になる。他の例に例えると、ＴＳＯを「強制治療」と訳すのは、「義務教育」を「強制教育」と呼ぶようなものである。そして、教育が強制ではなく義務だとされる場合、義務を課されているのは子どもではなく親である。子どもが教育を受けることが義務なのではなく、子どもに労働をさせないで教育を受けさせるのが親の義務ということである。ＴＳＯの場合、義務的治療を課されているのはまず病者本人であるが、それだけでなく公的機関の専門家にもケアをする義務が課されているのである」（松嶋 二〇一九：一九九―二〇〇）。本書でも、この考えに則り、ＴＳＯを「強制入院」とは異なるものとして「義務的治療」と訳す。ただし、カリアリの事例に見られるように、こうした「義務的治療」の意味を正しく理解して実践している人や現場は、イタリアにおいても限られているというのが現状である。

＊2　「crisi」という語には2つの意味がある。精神科の文脈で「病気」として扱われる場合と、人生における「危機」として捉える場合である。前者は医療的なニュアンスであり、より客体化された文脈で用いられ、後者は問題を主体的に生きられている「生の」危機の場合に用いられるといったように、イタリア語で同じ単語が用いられていても、そのニュアンスは異なる。そのため本書では、前者を「クライシス」と訳し、後者を「危機」と訳し分けている。

＊3　サービス利用の最初の受け入れや、精神保健センターのベッド利用時など、ケアのあらゆる場面で「歓

待」という言葉が使用される。日本の現場では聞き慣れない「歓待」だが、過剰にお客としてもてなすというより、その家の一員のように振る舞いくつろぐことを指している。例えば、自分の家に他者を歓待するということは、家にあるものは何でも食べていいし、冷蔵庫も自由に開けていいということである。こういった関係性や空間が精神保健の現場にあり、また、イタリア地域社会の至る所で見られる。日本で使用される「新規ケース」や「患者様」のように、非対称な関係性を据えるのではなく、家の主のようにその人らしく居る、ということが尊重され、受け入れられるということだと言える。

＊4　一九七八年五月一三日に制定された法律。法の名称は「自発的および義務的な病状評価と治療」という。この法律は第一条冒頭にあるように「評価と治療は自発的である」ことが大前提である。その上で例外的な非自発的な義務的治療が認められている（第2章注（8）参照）。その他、精神医療の拠点を地域に移して予防・治療・リハビリテーションなどは通常病院外で行うこと、そして精神病院の閉鎖（第2章注（3）参照）などが規定された。加えて、一九〇四年の法律三六号（はじめに注（2）・第2章注（2））の撤廃が明記され、これまでの強制入院の条件となる「社会的危険性」の観点からではなく、あくまで本人の健康という観点から治療が義務付けられた。すなわちこの法律の制定は「社会」中心から「人間」を中心に考える思考・方法論の転換であり、精神医療改革のみならず文化的革命であったといえる。その後、法律一八〇号は、同年一二月に制定された国民保健サービス法（法律八三三号）に吸収され、これまで特殊であった精神医療が、全ての医療・保健サービスと統合されることになった。

＊5　ＳＰＤＣのベッド数は一六床を越えてはならない法の規定があるものの、カリアリのＳＰＤＣには三二床の過剰な数を有していたため、第二ＳＰＤＣ建設により法規定に合わせることを検討していた。ジョバンナは第二ＳＰＤＣ建設ではなく、二四時間体制の精神保健センターの稼働により入院の回避と入院者数の減少からベッド数削減を考えていたが、すぐに結果は表れず、第二ＳＰＤＣの建設が確定された。

第Ⅱ部　イタリア拘束廃止運動の実際

第3章　ケアの場での器具による拘束

ケアと拘束

ケア（Cura）[*1]と拘束は、相容れないパラダイムを基点にしている。どのように他者をケアするのか。ケアとは、社会や関係性の文脈に歴史的に入り込んだ苦しみの渦中にある主体を、精神的身体的苦しみから軽減するため、回復までの状態に変化させ、苦しみを表明する方法や形態を変容させて、病気の経験を豊かな経験に変えるためにある。さらに市民権の権利獲得を促進するため、どんな形態の排除にも抗するため、擁護され、支援される権利をもつ市民として、主体として、人としての他者の承認を前提とする。ケアの前提には、自由であることを基本とし、保障されなければならない、治療者と被治療者の関係性の中に存在する権力の不平等を制限、もしくは廃止して可能な相互関係を模索する必要がある。

一方拘束は、器具や科学、環境による手段を介して自発的な行動を制限、妨害し、他者を人として認識せず、支配や権力行使に基づいて制限し、管理し、監護するべき存在として人間を格下げする。それゆえケアの場において、ケアを信用して託した人々に対して拘束が行われることについて、拘束を実施する場や保健スタッフは、ケアの在り方における議論を呼ぶ必要がある。

拘束の形態

拘束の形態は、身体による拘束、器具による拘束、環境による拘束、薬物による拘束がある。[*2]

身体による拘束とは、スタッフの肉体、身体によって動きを阻止し、治療中の人を一時的に抑止するものである。

器具による拘束は、道具の使用や器具を通して、人の身体全体や一部を固定する。

環境による拘束は、扉の閉鎖、壁、フェンス、門、鉄格子……など環境を介して治療中の人々の自由を妨害する。

薬物による拘束は、人の警戒心を緩め、動こうとする力を低下させるために高用量の薬物、つまり安定剤や鎮静剤を使用することである。

こうしたことに対する研究、調査や実践をみれば、異なる形態の拘束が、通常どのように併用されるのか、また互いを正当化し強化する傾向にあるのかが示されている。

ケアの場での器具による拘束

器具による拘束は、もともと精神病者に対して活用されていたが、倫理的また司法的な視点から要求され、他の主体「罪を犯しやすい」対象にも使われるようになった。医学用語や看護用語では、器具による拘束を、治療中にある人の全体もしくは一部を、ベルト、ひも、コルセット、ミトン、帯、チョッキ、肩ひも、拘束用の椅子やベッド等で固定すると定義している。拘束という言葉を使用し、その処遇に頼る保健スタッフやソーシャルワーカーは、拘束に苦しむ人たちのため、拘束を行う人たちのため、その非人間的で野蛮な行為を技術的専門的行為に変える道を模索している。

他者へ接近を試みる実践「ホールディング」は、関係から肉体までのさまざまなレベルで危機にさらされるが、苦しんでいる人に対して責任を負うこと、支援の手を差し伸べることを象徴している。すなわちホールディングは、他者との関係性において、相互関係や交渉において、時にはスタッフの身体とリスクの中で生じる絆や衝突を介して鎮めることができるのである。

一方器具による拘束は、他者を支配し横暴を行使する器具による手法を用い、身体や精神の全体性や自由な動きを奪うことで、基本的人権を侵害している。したがって、実施している実践に相当する言葉を使用したいなら、そのままの現実を覆い隠さず、倫理的に正しい「明白な言葉」、つまり「拘束」ではなく、縛る、巻く、固定する、抑止する……と話す必要がある。(1)

ケアの場で一般的に行われている器具による拘束は、柵付きのベッドで人を固定するか、帯、コルセット、皮ひもを使用してベッドに縛り、上肢と下肢を固定させる。あるいは上肢のみ、または下肢のみの場合や、両肢または一部の場合もある。さらに、胸や骨盤ベルトで上半身を固定させることもできる。

拘束に関するガイドラインによれば、医師が拘束を指示し、看護師がそれを行う。しかし、特に長い入院では、看護師によって指示されることが多く、医者に知らせない場合もある。拘束の事実は必ずしも記録されていない。拘束は通常、看護記録に記載されるが、病院カルテにはほとんど記載がない。本来これが保健上の正しい実践とするなら、他の保健処遇と同じように、拘束を指示したことを病院カルテに報告しなければならないはずである。

器具による拘束にあう主体

精神医療において、器具による拘束は自身や他者にとって危険とされる人を対象に隔離し、監護し、無害化することを目的に生まれた。ビセートル施療院でピネルが、鎖から狂人を解放してから二世紀以上が経過したにもかかわらず[2]、今日も未だ世界の多くの場所で精神病者は、この処遇の被害にあっている[3]。そして現代の私たちの時代には、拘束の実施は多領域に広がり、年代や病気、障害といった「脆弱さ」や「虚弱」な他の主体に対しても活用されるようになった。病院や高齢者施設の高齢者や、入所中の障害をもった人、精神的混乱や行動障害のある入院中の小児または青年、治療共同体における依存症問題を有する人が、器具による拘束下に置かれている。

(1)　ゴッフマンの『アサイラム――施設被収容者の日常世界』(石黒毅(訳)誠信書房、一九八四年)のイタリア語版序文で、フランコ・バザーリアは言っている。「抑圧と暴力が依然として私たちの現実の明らかな主題である限り、物事がどのような状況にあるのかを、うわべの新しい理論の構築下で覆い隠さないためには、私たちは現実に起きている現象そのままの明白な言葉を使うことである」。
(2)　ビセートル施療院については、第4章の冒頭を参照。
(3)　精神病の問題を抱える人々に対する器具による拘束については、第4章で取り上げる。

これらの主体に共通する点は、彼らの権利の脆弱性をさらに弱めたり、無化にする制度設計において、契約でより低い立場に置かれていることである。

高齢者を縛る

拘束の被害者の中でも、今日特に多くの人々が実際に縛られ、拘束下におかれるリスクがあるのは、確実に高齢者である。慢性病や認知症を患い、独居で自立できない状態のために施設に入所した高齢者、急性症状のために病院に入院した高齢者が、このような処遇にあっている。

現在、高齢者を縛ることは世界の多くの地域で大きな社会問題となっている。問題は強調されずに水面下に置かれたままだが、社会や科学の進歩が平均寿命を延ばしている今日、どのような人生の質が担保できるかという問いを、拘束の問題は提起している。

今日の老齢における権利の脆弱性が、文化、倫理、社会構造、政治、保健や福祉政策を問い直させ、どのような場、どのような人生の段階、どのような精神的条件においても、全ての人の基本的人権の尊重が保障されるにはどうするべきかの道を探している。

病院や高齢者施設において、高齢者は、手首足首を抑制帯で固定されたり、また、胸部や骨盤バンド、サスペンダー付のコルセット、ベッド柵などを使用され、日常的に縛られている。

時には、逃げる傾向がある、混乱している、落ち着きがないという理由から転倒のリスクがあるとみなされ、ベッドに寝かされ、邪魔者のように頻繁にベッドに取り付けられる。そのことは、運動障害、強制的固定、ベルトの不快感から人をさらに不穏にさせる。そのため、スタッフは安静を図ることを考え、混乱と転落の危険性のために拘束が絶対に必要と結論づけるという、悪循環が引き起こされている。

高齢者に対する器具による拘束を正当化するため、病棟や居住施設のスタッフが語るのは、これらの人々が入院によって空間的および時間的な日常の居場所を失ったために、興奮、混迷、逃亡の兆しがあり使用せざるをえないため、そして、人員が不足しているためという。しかし、科学的研究は、拘束を実施する多くの変数要因の中で、より科学的で中心的だったのは、人員の量的配置よりも個人の姿勢、スタッフの指導とスタッフの質であると明らかにしている。

さらに人員不足でいうと、特に病院内に関しては、高齢者の日常生活の支援のために拘束につながることがある。たとえば水分摂取や栄養補給を必要とする際、高齢者が飲んだり食べたりするためのケアや援助の時間を短縮するために、スタッフは注入療法で対応しようとする。しかし注入療法の間、人は静止している必要があるために器具による手段で固定される。

また、夜間に起きたり、不眠の傾向がある場合、たいてい抗不安薬で鎮静させられる。しかし、その抗不安薬が原因で増加する転落リスクを避けるために、ベッドに柵が取り付けられる。さらに高齢者がケガをすることを防ぐ必要性や、健康状態悪化の予見から縛るという。つまり、ベッドからの転落を防ぎ、治療の場からの逃亡を防ぎ、投薬・水分摂取のため、自己や他者への攻撃的な行為を防ぐために縛るのである。すなわち高齢者の「安全」のために。

しかし科学的研究では、縛ることは健康状態を改善しないだけでなく、すでに存在する病状や興奮、混乱を悪化させる可能性があると明白に指摘している。エビデンスは、短期的な影響だけでなく、長期的な影響も懸念しているのである。

高齢者の苦悩には、自立能力喪失、活動量の減少、罹患率や死亡率増加がある。そのことに加え、拘束は縛られている高齢者についてだけでなく、病院や居住施設の風土にも悪影響をおよぼし、他の高齢者も同じ運命にあうかもしれないという恐れをつくり出している。

多くの研究で記述されている拘束の直接的および間接的で深刻な影響は、挫傷、圧迫性神経障害、虚血性病変、より致命的な結果となる転倒の増加、褥瘡《じょくそう》などである。

また拘束は、火事のような予期せぬ突発事故や出来事が起きた場合、拘束されていたために逃げ出すことができず、死亡につながるケースがあると文献にも記述されている。さらに高齢者の居住施設では、日々の器具による拘束に加えて環境による拘束がある。出入り口を隠すような構造や、高齢者が外出することを防ぐために、住居のさまざまな部分から外へ向かうドアが閉じられている。

こうしたことがイタリアや他の国々でも一般的に行われてきたことから、今日、高齢者に対する拘束の克服と廃止のための試みが各地で始まっている。

二〇〇六年トリエステでは、保健機構が、県の高齢者住居施設での調査後に拘束使用率の高さを明らかにし、それ以降、拘束への依存から脱した道をあゆみ始めていた。

この道の主人公たちは、非拘束を当然とする精神保健局スタッフや一般保健局の看護サービスで、非拘束の実践をもたらした。介入は、居住施設のスタッフを指導し、拘束がゼロになるまで拘束の大幅な削減目標を決定し掲げた。今日、イタリアの州や他の街で、特に二〇一五年の国家生命倫理委員会の介入後[4]、この非拘束への道が動き始めている。

（4）　二〇一五年に国家生命倫理委員会は「拘束：精神病をもつ人や高齢者に対する拘束のメカニズムの問題を分析する生命倫理問題」を発表した。

さらに、世界の国々で高齢者への拘束廃止の動きが始まったように、虐待[5]の被害を受けやすい最も脆弱な高齢者を守るための規制措置が整えられ始めた[6]。

障害をもつ人を縛る

小児期から施設に入所させられていた入院中の障害をもつ人々は、より隔離された閉鎖「病棟」に入れられることへの抵抗のため、落ち着きのない攻撃的ふるまいにより、縛られている。ひもやベルト、留め金付きの肘掛け椅子などさまざまなタイプの鎖で行動の自由を奪われている。障害者に対する拘束についての信頼できるデータはないが、拘束の被害にあう人々に起きている現象と関連しているように思われる。

児童や思春期の子どもを縛る

小児科や新生児科において子どもを縛る実践は、六〇年代までイタリアで頻繁に行われていたが、今日では完全に時代遅れになった。しかし特別な保健処遇[7]に従わなければならない子どもたちに対しては、まだ拘束が行われるときがあり、障害をもつ児童に対しては施設内で継続されている。

さらに、精神的に不安定な思春期の子どもたちが、神経精神科や成人精神科に入院した時に拘束の被害にあっている。

薬物依存症を抱えた人々を縛る

ここ数十年の間イタリアでは、治療共同体において違法物質に依存している人に対し、解毒の状況に対処するため、また逃亡を防ぐために拘束が実施されてきた。

しかし、今日民間が運営するコミュニティのほとんどは、公的サービスと共有したプロジェクトを通じて活動し、いかなる方法の拘束も実施することなく、感情に訴える方法や対話の形態をとる。ただ、正確な原理のない孤立したアソシエーションや団体が運営する自称治療共同体もいまだに存在しており、公的サービスの管理を逃れる自主的な選択と道

(5)　特に、米国は一九八七年のナーシングホーム改革法に言及しており、ここには居住施設に入所している人々の権利の憲章が含まれている。列挙された権利の中には、器具による拘束から解放される権利がある。

(6)　私はトヨタ財団の研究グループから招待され、二〇一八年三月に日本を訪れて、イタリア脱制度化の経験に関する講演を行った。そこで、秋田県鷹巣町の元町長、岩川徹氏に出会い、彼が二〇〇二年に高齢者施設での拘束廃止の条例を制定したことを知った。しかし、二〇〇五年、その条例は新町長によって廃止された。

(7)　胸骨骨髄採取に言及すると、器具の使用を拒否している医者の報告では、拘束克服のため、子どもの協力を伴うさまざまな拘束に頼らない実践が展開されていた。

を歩んでいる。これらの場においては、独自の方法論を展開する自由を排除することができないでいる。

薬物依存の問題を抱える人の拘束は、今日、精神科救急や一般救急外来において、緊急対応として行われている。刺激物質乱用の過程、あるいは禁断症状に表出される興奮、混乱、治療拒否の状態に対して頻繁に拘束で対処している。拘束の実践を選択するのは、典型的な生物医学的障害の観点に基づいて実施しているように見えるが、実際には関連はない。これらのサービススタッフは、このタイプの人々の抑制の必要性を根拠に、拘束を継続する正当性を固持している。

訳注

＊1　「cura」という単語を、本書では訳し分けている。病院内で行われる身体管理などの医療的行為のみの場合は「治療」とし、身体の世話や養生に必要なあらゆる物や環境、他者との関係性に関わる全ての行為を含みこんだ場合を「ケア」としている。

＊2　日本での拘束は、器具による拘束もたいてい身体拘束で一本化されて呼ばれているため、この分類はなじみのないものかもしれない。隔離や薬物に対して通常「拘束」という言葉は使わない。イタリアでも、昔は身体拘束という名称だけだったが、このように分類することで、より現場での拘束に対する意識化を図っている。本書における趣旨を尊重するためにも、ここでは原著通りの名称を使用する。

第4章　精神的困難を抱えた人への人権侵害
――イタリアにおける脱施設化の経験と改革後にも残る拘束

精神病者――抑圧されたマイノリティー

精神医学の誕生は、フランス革命時代、一七九四年パリで、ビセートル施療院の精神科医ピネルと看護師ジャン・バプティスト・プサンによる解放の身ぶりと一致する。狂人を鎖から解放し、一緒くたに押しこめられていたごろつきや殺人者から区別したのである。しかし、狂人は自由に戻ることは叶わず、彼らのためにつくられた「特別」な施設である「マニコミオ（manicomio）」[*1]に収容された。人権が普遍的に宣言され、被収容者すべて解放された時代に、有罪とされた者と精神病者だけが取り残されたのである。フーコーによると、この瞬間「狂人は事実上特権的に監禁制度を有するものとなった」[(1)]と述べている。

(1)　ミシェル・フーコー（著）田村俶（訳）『狂気の歴史――古典主義時代における』新潮社、一九七五年。

精神病者の施設での監護、隔離、疎外、個人の歴史や権利の剝奪、社会的文脈や関係からの切断は、管理権力の下で何世紀にもわたって続いている。伝統的精神医学の歴史は、収容の歴史であり、診断の分類、非人間的で野蛮な処遇、精神病者絶滅の歴史である。そして、それは精神科医の歴史であり、患者の歴史ではない。

社会や政治、経済の文脈、都市部や都市部郊外のエリア、そして信仰による、質的・量的に異なった様相にもかかわらず、今日でも世界のさまざまな場所で、精神病者は世界で最も抑圧されたマイノリティーのひとつである。今日でも国境や地域を越えた場所で隔離が行われ、狭い場へ閉じ込められ、そのための道具を使用する強制的手法の実践が広く行われている。

他の事例に注目してみると、アフリカのいくつかの地域では、地域社会や居住地域から離れた所で、森の中で木につながれている男性や女性の姿が見られる。中国のある農村地域では、重い精神病をもつ人々は、家族から離され、家から離れた場で、逃げないよう鎖でつながれている。インドネシアでは、悪魔に取り憑かれたと信じる人々によって、たとえ国家を構成する人々であっても、何千もの精神病の人々は非常に荒廃した状況におかれたり、手錠をかけられたり、性的虐待の被害者になったりしている。パスン（Pasung：手かせ足かせで拘束すること、または狭い空間に閉じ込めること）の実践、身体拘束および投獄が一九七七年以来違法であるという事実があるにもかかわらず、行われている。それほど裕福でない国では、精神的不調に直面しても治療につながらず、家族から放置されたり、虚偽の治療者のえじきになったりしている。何の策もないとき、より隔離や排除につながりやすい。

世界では、たいてい重度精神障害者の大部分の人々へ、支援が全く提供されていない。もしくは、人権を全く尊重しない技術や暴力的施設で対応されているか、不十分で不適切で無効な技術やサービスが提供されている。ほとんどの国々で、精神障害者への支援に用いられる最も多いモデルは、強制的実践を強いる精神病院の監護モデルである。裕福な国々では、平均的な精神医療支出は総医療支出の六・八％であり、ＯＥＣＤによるとそのうち八五％が病床維持に使用されている。そして一五％のみが、地域サービスや地域介入のために使用される。精神医療において、関係性や社会的脆弱性に関連する関係要因を重要視しないとき、生物医学的要因に極端に傾倒している。

イタリアは、六〇年代のゴリツィアや七〇年代のトリエステにて、フランコ・バザーリアの実践と思想から始まり、立法的／文化的な見地から精神病院を閉鎖した世界で唯一の国であり、精神保健サービスの組織を具体化していった。それにより、世界保健機構から世界基準モデルとして承認された唯一の国である。

精神病院時代のイタリア

振り返ればイタリアにおいても、二〇世紀初め頃の精神医療は荒廃しており、当時精神病者のための入院施設は公立と私立の精神病院が存在し、その中に病院部門と司法精神病院部門に分かれていて、一二四か所に約三万六〇〇〇人が入院していた。明確な法律の不足のため、施設はそれぞれ異なった方法で運営され、収容状況は非常に劣悪だった。汚れた過密な状態、不衛生な状態の中で、被収容者はたいてい裸で、足かせや手かせ、鎖でつながれていた。完全に医療や看護の支援が不足していた。当時、イタリア精神科医たちや大学の大部分の科学的方向性は、生物医学モデルだった。拘束実施の完全廃止を支持していたクレペリンの臨床の方向性を承認していたのは、ほんのわずかだった。

イギリスでの非拘束やオープンドアを基盤とするケアの方法[2]について、イタリア精神医療で広く議論はされていたが、しかし実際には、全体的状況は強制的手法に依存していた。

精神病院入院者のパブリック・スキャンダルは、一九〇四年二月公布の精神病者支援に関するイタリア最初の法律「精神病院および精神病者に関する規定」を制定させた。一九〇九年に制定された法律の規則[3]の中で、拘束は制限的な方法で規制されている。しかし実際には、保護室や拘束衣、他の強制的手段などのように、暴力的なものが日常の中に残されたままだった。

一九二二―四三年のファシズム時代、精神病院数と入院者の数は大幅に増加した。一九二八年には、精神医療の治療施設は、全体で一四四か所になり、入院者の数は一九万人に達した。この時代、ファシズムが支配したヨーロッパでは、身体療法やショック療法が開発され、発展していった。すなわち、一九一七年のマラリア療法[*2]、一九三三年のインシュリン・ショック療法[*3]、一九三五年のカルジアゾール・ショック療法[*4]、一九三七年のアセチルコリン・ショック療法[*5]。一九三五年にモニスは精神科外科手術を発明し、一九三八年にイタリアのチェルレッティは電気ショック療法を発明した。それらは全て暴力的衝撃的な

（２）私たちはダニエル・ハック・トゥケの経験、特に一八三九年にハンウェルの精神病院長になったジョン・コノリーの非拘束システムの成功を参照にした。それは、強制的な手段を完全に廃止し、抑圧的方法を行使しない精神病者へのケアに導入された。ハンウェルの経験は、コノリーによる『*Il trattamento del malato di mente senza metodi costrittivi*（強制的方法を行使しない精神病者の治療）』（一八五六年）で分析されている。

（３）とりわけ法律の六〇条では、「精神病院では病人を強制する手段を例外的な場合に廃止または削減しなければならず、施設長や医師の書面による許可がなければ使用できない。そしてこの承認には、強制的手段の特性を示さなければならない。当該手段使用の違法な承認は、行政処分の責任を負うことを可能にする」と規定されている。

療法で、精神病院で広く受け入れられ患者に使用された。

こうした中、一九五四年の精神薬導入は、精神病者の治療に変化の希望をもたらすように見えた。

精神病院の先進的地域では、病状が落ち着いた患者病棟の「開放」を始め、さらに実験的に芸術療法や社会療法を開始し、入院患者グループのための芸術・作業療法、レクリエーション活動が一般的に実施されていった。しかし、精神病院の収容の質と様相は変わらなかった。拘束や隔離は日常的に使われ、「非治療的」な電気ショック療法も、被収容者を罰するため、施設の権力で服従させ従順な被収容者にさせるために使用された。

一九六〇年、イタリアの精神病院の入院者数は、一五万四〇〇〇人に達し、支援における深刻な問題を抱えていた。患者の置かれていた状況は極度に劣悪なもので、暴力的で強制的な道具を使用する実践が行われていた。施設の改革は、絶対的に必要であった。

精神病院をなくしたイタリア

一九六〇年代、イタリアのさまざまな地域で、一部の管理者[4]や精神科医、改革者[5]が、精神病院内で行われている暴力的で劣悪な深刻な状況を許さず、精神病院の精神医療の暴力の告発、精神医療・実践の変容に向けた仕事に取り組み始めた。これらの経験は、精神病院の治療システムの後進性の変革、社会的ネットワーク外に排除される対象から諸権利の回復、文化を促進する必要性についての意識を普及させた。一九七八年に法律一八〇号に見出される精神障害者を支援する実践や文化、およびこうした構造的問題に重大な変化を与えたのは、主にフランコ・バザーリアの思想と業績である。

彼は、パドヴァ大学医学部神経精神科教室を辞めた後、一九六一年にゴリツィア県立精神病院長になった。ゴリツィアの精神病院には、当時約六〇〇人が入院していた。いたる所に格子窓、柵、鍵、鉄格子の扉、未熟な職員、保護室、拘束衣、拘束用チョッキ、革ベルト、柵付きベッドがあった。バザーリアは、被収容者、孤立した人、隔離された彼／彼女らの様子を「石化した男、動かない男、目的もなく未来もない。施設の権力によって破壊され、向かう希望や期待もなく、向ける視線の先に関心もない(6)」と感じた。尿、糞便、

(4) これは県の評議員や県の代表者を指す。イタリアでは一九八〇年まで精神病院は県に属していたが、その後、国民健康サービスに移行した。
(5) 私たちはノチェーラ・スーペリオーレ精神病院のセルビア・ピロ、ペルージャのエドアルド・バルドゥッツィ、ヴァレーズ、カルロ・マヌアリ、ノヴァーラのエウジェニオ・ボルニャの経験を覚えている。
(6) フランコ・バザーリア「施設化空間としての精神病院解体」フランコ・バザーリア（著）フランカ・オンガロ・バザーリア（編）『現実のユートピア』みすず書房、二〇一九年参照。

汚染、消毒剤が混ざった場の臭いが、医学部生時代にヴェネチアの刑務所に反ファシストの政治囚として入った時の「地獄の臭気」[7]を思い出させた。

彼がいた精神病院の現実は「医者、白衣、看護師が存在し、治療のための病院という形ではあっても、実際は監護施設でしかない」ということだった[8]。しかし今回は、強制収容所の時とは違い、彼は監護者側だった。次の日、看護師主任が施設内での拘束の実施記録名簿をバザーリアに許可を得るため手渡したとき、バザーリアはしばらく考えて「署名しません」と言った[9]。それは、一九六一年九月一六日、精神病院長になった初日であり、施設を否定する最初の行為だった。

ゴリツィアで、バザーリアは施設変容と精神病院の暴力告発の革新的な仕事を始めた。マックスウェル・ジョーンズの治療共同体モデルから始め、病棟の開放、人間的な関係性、収容者への権利の返還、入院者やスタッフのアッセンブレア（集会）を通して施設の共同的運営を行うこと。イタリアや世界の監護的精神科医に向けて、反施設の闘いの基準点となるような実践の生成に力を尽くしていった。しかし、一九六九年バザーリアはゴリツィアを去った。その背景には、県の行政官がバザーリアの仕事に異議を唱え、地域にたくさんの患者たちが出ていくことや、精神病院を空にする行程にブレーキをかけたことがあった。一方バザーリアにとってすでに明白だったのは、精神病院の変容ではなく、精神病院の破壊が必要だということだった。その後一九七一年、トリエステ県代表であるミケーレ・ザネッティに呼ばれ、トリエステ県立精神病院の院長になった。精神病院閉鎖のため、収容のパラダイム克服をめざす地域サービス実践の組織化のために、彼の周囲に構成されたチームとともに直ぐに仕事を開始し、壁の向こう側にいる人々の市民権や地域ケアの実現に向けて取り組んでいった。

トリエステでの脱制度化(10)の過程は、人々の権利を中心に置き、隔離や身体の冒瀆、個人の自由を制限する実践の廃止に取り組んだ。共同的仕事、信頼、責任、存在を強く要請するものだった。入院者も同じだが、変化の中で常に生まれる不安と戦うため、権利の返還から生まれる矛盾と向き合うため、また監護の使命を任されたスタッフを解放するため、さらに看護師が病棟に孤独でいる懸念を克服するため、ケアや責任を負う関係の強化を促

(7)（6）と同様。
(8)（6）と同様。
(9) この行為の表明で、精神病院のスタッフの権威は失墜した。
(10)「脱制度化」は、精神病院を基盤とする科学的、立法的、文化的パラダイムの問題を議論にすることから始まり、社会的家族の文脈に向け直し、全体性の中の人間の危機に向き合う知識と資源の理論的—実践的プロセスのことをいい、脱制度化の行程は、精神病院の終焉もひと区切りとするが、決してそれだけの意味では終わらない。

進した。そして、病棟周囲の柵は外され、病棟のドアは開かれ、窓から鉄格子が取り除かれた。それは、政治的および市民的権利が入院者に返還され、入院者の人生の物語や地域との結びつきが再構築されることだった。入院者が病棟から解放され、その結果看護師がサポートする病院内アパート[11]や街のアパートに住むようになり、入院者の数が減り始めた。何人かは自分の家に戻り、少数だが自分の家族のもとに帰った者もいた。たとえ入院しても治療後に長期入院になることはなく、その頃には家族に対する支援も住居での支援も始まっていった。一九七五―七七年まで、住民に隣接したサービスを提供するため、トリエステ県全域を人口毎に地域を分け、それぞれにひとつの精神保健センター計七つ[*6]を開設した。そこで精神病院から退院した人々を支援し、また、精神病院に送ることに反対し、市民の権利として精神保健の問題に適切に応えられるよう支援を提供していった。

一九七七年一月、フランコ・バザーリアはトリエステ県立精神病院の閉鎖を記者会見で発表した。当時、まだ病院の中には一三二人の入院者と四三三人のオスピテ[12]が残っていたが、施設の脱構築過程は戻ることなく強固になっていった。もし、その当時の精神病院の否定と解体の過程の多くの経験を他の地域と共有できていたなら、もっとこの流れは拡大していただろう[13]。なぜなら他の多くの精神病院の内部では、それらの根底にある収容のパラダイムにある援助の形態、監護、隔離、強制的な実践は、元のままほとんど変わらず残されていたからである。このように、非常に多様な現実がある中で、精神医療改革はある一定の到達点に至ることになる。それは脱制度化過程や脱病院化過程[14]に言及することであり、そして、精神障害者の社会的市民権へのアクセスのためのより多くの代替え案をもつことであった。

今日では、地域社会における精神病院克服の必要性や、精神病患者への適切な支援の必要性は、社会科学の分野からも受け入れられ[15]、努力されるようになった。

(11)　これらは当初、院長、執事、牧師などが利用していた権威や特性を示す場であったが、そこを入院者のためのアパートとして利用した。

(12)　オスピテとは、トリエステの精神病院を克服するプロセスの過程で「発明」された行政上のステイタスである。精神病院から退院したが、住宅、日常生活の支援、収入、社会的ネットワークなど地域での適切な対応が不足しており、病院から出ることができない人を指す。よってオスピテは、精神病院で昼夜のもてなしを受ける客のような存在である。

(13)　特にアレッツォ、フェラーラ、ナポリ、チビダーレ、ジェノヴァ、トリノを思い出してほしい。これらの地域における精神病院解体の経験を連携できていれば、施設の脱構築過程は拡大し強固なものとなったであろう。

(14)　行政上・立法上の装置として、収容のパラダイムを変えないまま、病院の病床削減、精神病院から患者を退院させるプロセスを「脱病院化」と呼ぶ。

(15)　イタリア精神医学会は、法律一八〇号を明確に支持した。

精神医療改革の法律一八〇号は、一九七八年五月一三日に公布された。法律は自発的入院を規定し、非常時の場合のみ義務的治療を使用することができ、精神疾患と社会的危険性の同等性の終結、精神障害者への社会的市民権の回復、精神病院の段階的閉鎖とこれらに代わる地域サービスネットワークの構築を規定した。

今日イタリアでは巨大な精神病院は閉鎖され、全国の全ての地域で精神保健サービスネットワークが構築された。精神病院に戻ることを求める人はもう誰もいない。精神的困難を抱える人々は機会や権利をもち、人生の主人公となり強くなっていった。家族は、中央政府や地方政府の対話者となっていった。そして、さまざまな多様な主体へと拡がり、アソシエーション、グループ、社会的協同組合、専門職者の枠を越えた人々が、地域社会の精神保健のために従事している。しかし、サービスの質に関しては、組織体制、実践、仕事のスタイルなど、まだやるべきことがたくさん残っている。今日でもなお国内では、収容や危険性のパラダイムに基づく多くの権利侵害の実践や放棄が再構築され、留まり続けている。

精神的困難を抱える人々のケアを委任される機関にとっては、参加や権利の確固たる完全な地位確立のための道のりはまだ長いように思われる。脱制度化の過程は続いており、現在も取り組むべき目的を見極め、矛盾のありかを突き止め、実行していく渦中と言える。

精神科サービスでの器具による拘束の現状

可能な限り最良の精神保健サービスを提供するための法律一八〇号に取り組み続けなければならない状況である。四〇年経った今もイタリアでは、未だ拘束の問題は続いている。[16]一度も克服できなかったところもあれば、また復活しているところもある。

事実、強制的方法や道具、ショック療法の廃止が、精神病患者の尊厳と権利の返還、精神病院脱構築の一九六〇―七〇年代の経験を特徴づけたが、大きな力と倫理的価値を示す具体的な身ぶりであり、そのプロセスは国全体を巻き込むものではなかったし、そうでしかありえなかった。

精神病院の閉鎖は多くの場合、官僚的で行政的なものでしかなく、脱病院化や施設間移行[17]と同じようなものにすぎなかった。

医学的・生物学的パラダイムと精神障害者は危険で理解不能で治らないというパラダイ

(16) これは、ノヴァーラ精神病院の元院長、ノヴァーラのマッジョーレ病院の名誉教授であり、権威あるイタリアの現象学者、エウジェニオ・ボルニャの言葉である。

(17) 施設間移行を、全制施設から患者を移転させる行程とし、たとえば精神病院から多かれ少なかれ閉鎖された他の機関への移動のことをいう。

ムが、批判的なかたちで議論に付されなかったり、もしくは支配的なものとして復活してきたような状況では、改革後の新しいサービスにおいても、他者の否定、客体化、権利の否認、防御的に距離をとること、排除、濫用・暴力を認め、再生産するような組織の在り方や仕事の仕方、実践が生み出されたし、今も生み出されている。精神病院の文化が容認されているのである。バザーリアが言っていたように、精神病院は私たちの外にあるのではなく、頭の中にあるのだ。

しかも言わなければならないのは、法律一八〇号公布の後何年もの間、拘束の問題が「宙吊り」にされたということである。精神病院の閉鎖と地域サービスの構築に集中することで、拘束は精神病院がなくなれば一緒になくなると言わんばかりに、きちんと集合的な議論の中で向き合われてこなかったのである。

そして、精神障害者に対する自由の制限となる拘束のメカニズムに関する議論やそのことに対する注意の復活は、一九九〇年代の終わりから二〇〇〇年代はじめの新たな着眼点として、改革後の精神保健サービスに存在する重大な課題となり、仕事の姿勢や実践の質に関わるものと明言され、取り組まれるようになった。

そのころ、特にアメリカ、イギリス、そして北ヨーロッパなどで国際的に精神科サービスにおいて当たり前となっている拘束について研究が始まり、それらの一貫性、特徴、深刻な有害事象および虐待が報告されてきた。これらの研究で各国の科学団体は、拘束が原因で最悪の結果に至ることを防ぐため、また拘束の乱用を減らすために必要な非常時のみの実施に減らす等、幅広い議論を展開し、器具による拘束のガイドラインを起草するための手掛かりをつかんでいった。

イタリア全域の器具による拘束実施に関する最初の研究は、二〇〇一年のもの(18)と二〇〇五年のもの(19)だった。研究は、隔離、監護、抑制タイプの実践が多くの精神医療サービス内で継続されていることを明らかにした。精神保健サービスの一五％のみが、完全に非拘束であり、オープンドアの実践をしていた。器具による拘束の実施と個人の自由を制限する他の実践の使用との密接な関係に焦点化すると、病棟に入った時のスタッフの強制的態度が低いほど、患者の逃亡や攻撃性を機械的に抑制するための措置はそれほど必要でないと結論づけた。

その当時、私たちは強制的精神医療実践に反対するため、活動や多様な運動(20)として国家

(18)　これは、マリオ・ネグリの施設の研究であり、一二州の六一の地域精神保健サービスの研究に関するものである。

(19)　イタリアの全土の州に影響を与える、イタリア国立衛生研究所が推進する「急性期状況での改善」の研究に関するものである。

生命倫理委員会や欧州評議会の生命倫理運営委員会に対して活動を行った。現在、イタリアのいくつかの州では、保健計画の中で拘束の減少や廃止のため、精神医療サービスにおいて拘束のテーマに取り組んでいる。

また、イタリアおよび他の加盟国において拘束実施の乱用を告発された二〇〇六年のＳＰＤＣ（診断と治療のための精神科サービス）の調査後、拷問と非人道的な行為の防止、不名誉な行為に関して、二〇〇八年にイタリア政府内にて起きた欧州議会の発言によって、これらの処遇反対への大きな推進力を巻き起こした。

さらに家族からの告発[21]で明るみになったＳＰＤＣに入院している人の死亡のスキャンダルが世論を巻き込み、拘束廃止運動を後押しした。市民がマスメディアを通して訴えたことで、治療施設の中で困難や危機にある人に何が起こり得るかについて世間に知らせることとなった。それ以降、もう拘束のテーマに触れないというのは不可能になった。

精神保健局内で縛られる場

精神保健局管轄内では、総合病院内のＳＰＤＣは常に起きるということではないが、拘束が行われる主要な場所である。一部の保健局では、義務的治療中に拘束されることがあり、特に病院への移動中に患者を拘束することがある。一部の民間居住施設、州の保健システムと協定を結んだ治療施設やクリニックにおいても、拘束は確実に行われている。

また以前は、司法精神病院内でも拘束されていたが、二〇一七年には完全に閉鎖されている。こうした精神保健上の問題のために無罪となった人々が社会保護の目的で送られた司法精神病院で行われていた拘束は、病院閉鎖時に設立された「ＲＥＭＳ」（保安のための州の保健居住施設）においては実施されていない。しかしながら、文化や実践が修正されずに単に住居の転用がされた司法精神病院のあったロンバルディア州のＲＥＭＳでは拘束が今も続いている。

(20)　特に二〇〇三年に、精神保健の専門家、非専門職、労働組合員、精神障害を経験した当事者、家族、学生、市民、政治家によって立ち上げられた精神保健フォーラムの新しい運動について触れる。フォーラムの創設文書の中では、器具による拘束の実施を徹底的に取り組むべき精神保健局の重大事項として示している。フォーラムはこのテーマについて幅広い討論を始め、経験ある人々やスタッフからの証言を集め、政治家や施設の責任と注意に言及している。

(21)　ここでは、二〇〇六年のジュゼッペ・カズの死と二〇〇九年カンパーニャ州サレルノ県ヴァッロ・デッラ・ルカニーアのＳＰＤＣでのフランチェスコ・マストロジョバンニの死に触れている。マストロジョバンニは四日間の拘束の後に亡くなったが、内部の監視カメラで撮影されたものがテレビで放映されたことから、何千人ものイタリア人の見るところとなり、世間の強い異論と憤りを生み出した。二〇一五年、監督のコスタンツァ・クアトリリオは、監視カメラの画像をもとに、フランチェスコ・マストロジョバンニの最後の八七時間のドキュメンタリーを制作した。

なぜ縛るのか

精神保健局のスタッフは、患者が自分自身や他者に対して威嚇したり、攻撃的な行為を向けることがあるため、それに対処し、解決することを目的に縛ることがある。それは時に、薬物の使用と関連している。他の機会では、入院患者が拒否した薬を投薬するため、あるいは一般的に深く鎮静された患者のベッドからの転倒を防ぐため、また、逃亡の試みを繰り返した結果として、病棟からの脱走を防ぐために縛られる。さらに、抵抗や違反といった行為への「罰」として行われる拘束は、確かに存在していてもなかなか証拠とはならない。拘束を実施する精神医療サービスでは、これらは病棟の規則を守らない行動を管理するため、スタッフが患者に要求していることを受け入れさせるために「脅迫している」ことになる。強制的処遇の行為を行う側が述べる理由は、あたかもそれがその人の病気や固有の特性であるかのように、一定した攻撃的ふるまいであるとし、絶対的客観的評価を下している。この実践が、もしこうした行動に関連しているなら、患者の総合的な状態の評価ではなく、人、環境、スタッフ間の相互作用を評価するのではなく、「危機」の直前に起きた「高まった」緊張関係や不安な出来事に留意することなく、病院に到着するまでの様相や特殊な体験への無配慮な慣例によって決定づけられていることになる。拘束する精神科医は、精神病理学的状況の危険性と患者の攻撃性との関係において、「彼の最善」のために、あるいは他の患者を守るために「正当な」対応として縛ったと主張する。他の人々は、大量の向精神薬使用に代わるものとして拘束に頼ると言う。しかし、研究や証言に基づくと、精神科病棟で縛られて亡くなった人々のケースでは、拘束の実施は、すでに投与された薬物療法に加えて、向精神薬の大量の追加投与が常に伴っていると断言することができる。つまり、拘束は、人の興奮の状態を悪化させ、そのためさらなる鎮静が必要となり、ますます拘束を強化し正当化する悪循環に陥っているのである。また、医療従事者が拘束を正当化する理由にあげている最も一般的な理由のひとつは、病院精神科サービスに支援スタッフがいないことである。

最終的に、精神科医の中には、拘束されることを求めているのは入院患者自身であると言い張り、正当化するものもいる。

縛る専門家たちは、常に患者の暴力について話すが、決して精神医療の制度のもつ暴力については話さない。また、サービスの組織化、仕事のスタイル、閉鎖システム、検査または調査、患者に課された厳格な規則についても言及しない。さらに、歓待の方法、クライシスにある人へ責任を負う方法、さらに傾聴のタイミング、スタッフ研修、危機的状況を静めたり反対に強調したりする対応、また人々がサービスに辿り着く方法や地域実践の質を議論することもない。最新の分析によると、医療従事者は拘束実施を患者の行動および／または構造の欠陥にだけ関連付けており、スタッフの行動やサービスの組織モデルについて批判的に疑問を投げかけることも全くない。

また、拘束を正当化するために、精神科医は他の保健分野での拘束実施と同じようなレベルで訴える。たとえば静脈内でのカテーテルや針を固定して保つために、また麻酔や麻酔前の状況にある患者の四肢を固定させる集中治療室内や手術中の時のものと同等のように述べるのである。しかし、薬理学的昏睡の状況と、精神的不調の苦しみや代償不全の状況とを比較することは全く意味のないことである。

縛られる人々

精神医療サービス内では、通常女性より男性が拘束の被害にあっている。彼らは、主に義務的治療で入院している人たちだけでなく、診断や治療方針を決定するために緊急治療室から精神科病棟に送られた観察中の患者や自発的入院の人々にも行われている。自発的入院中の拘束の場合にも、状況によっては義務的治療に変更する必要があるとし、この過程には拘束が必要だったと正当化する。

たいていは、ＳＰＤＣ到着時に拘束されるが、場合によっては、すでに拘束された状態で到着することもある。また、何人かは長期入院中に縛られていることもある。拘束された人々は、入院中やその後の入院でさらなる拘束の被害にあう可能性がある。このリスクは、拘束の屈辱にあった後に起こす抵抗や抗議行動に準じていたり、すでに拘束されたことがある人に起因するステレオタイプの偏見に反映され、たいていスタッフの対応としては予防拘禁という意図で縛るのである。

縛る方法

精神保健局内で最も一般的に行われている拘束の方法は、上肢と下肢、上肢のみ、または下肢のみをベッドに固定することである。胸部は胸部ベルトで固定することもある。特に暴力的なのは、人を十字に固定する「肩ベルト」[22]である。

指示と実施

拘束のガイドラインでは、医師が指示し、看護師が実行すると義務づけられている。また、医師は拘束を必要とする理由を説明し、分析し、推定する持続時間を示し、そしてそ

(22)　しっかりと固定したまま両肩の周囲を布で巻きつけベッドのヘッドボードに縛ることである。

の治療処遇を患者の病院カルテに書き留めなければならない。

拘束の記録

縛っている精神保健局において、常に拘束が記録されているわけではない。拘束が記録される時は、体系的な方法ではなく、さまざまな方法で行われる。通常、患者の病院カルテへの記録は欠けており、ほとんどの場合、看護記録または実際に看護師が作成した書面に報告されているのみである。

拘束時間と拡散

拘束時間には大きな差があり、正しいデータを知ることは困難である。私たちは、鎮静薬投与の時間だけ使用される短時間の拘束があること、死亡を招いた結果には何日にもわたる拘束に原因があることを明らかにした。さらに、夜間帯の人員が減る時、いわゆる「予防的」拘束が当然のように周知されていることもある。

拘束の拡散に関しては、体系的な調査不足で、国家レベルでの拘束実施に関する信頼できるデータが存在しない。利用可能なデータは、二〇〇一年と二〇〇五年の研究ですでに報告されているように、ＳＰＤＣの約一五％がオープンドアで運営され、拘束を実施していないことが確認されているのみである。

個人の自由に対するあらゆる制限

私は他の施設やＳＰＤＣに存続する当たり前となっている拘束に関して、個人の自由が制限される動きがより一般的になっていく、今日の状況に心を痛めている。すでに説明したように、拘束という言葉が、あまりにも日常的に使われている。

閉じられた扉――つまり、拘束の環境は、個人の自由を制限する最も明白なものにもかかわらず、あまりにも議論されてこなかったために、特定の主体に対して実施される時、それはほとんど当然のことのように実施され、議論されることがない。

ほとんどのＳＰＤＣにおいて、またいくつかの居住施設や治療共同体においても、外へ向かう扉は閉じられ、内部のいくつかの扉も閉じられている。閉鎖扉は、施設管理や監護の機能を強化し、治療的、リハビリ的、開放的な使命を否定する。総合病院内のＳＰＤＣの扉は、病院の他の部分や外部へ向かう扉が閉じられており、その部門の「特別な場所」を確立し、精神病患者に対する偏見を強めている。家族、友人、市民から遠ざけたり、厳しく規制する非横断的なサービスは、患者の権利に不利な実践を展開させることになる。壁の後ろで怪物が生まれる所以である。

自由な行動と環境への障壁である閉鎖扉に代わる実際的なものは、スタッフの存在と、そうしたスタッフによる患者への思慮深い支援なのである。特にクライシスにある人には、他者からの憂慮、危険性の除去と安全を保障される一時的な保護を必要とするものであり、そのために意識的な接近、安心感、積極的支援の継続など、スタッフの存在によって保障されなければならないのである。決してそれらは、権利の破棄でも、制限でもないと言いたい。

一部のSPDCでは、一定期間隔離することができる部屋、感情の高まりを鎮める「ディエスカレーション・ルーム（descalation room）」がある。

そこでは、アクティングアウト後や罰のために興奮した患者を引き入れ、無期限にひとりそこに放置する。何もない地面にマットレスだけが置いてあるだけの精神病院の保護室を彷彿とさせる、隔離の部屋をもっている。

また、入院時においては、一部の病棟では患者に対する定期的な検査が行われ、スタッフから、危険性のあるものとして靴ひもやベルト、スカーフ、ライター、カミソリ等の個人用品を没収される[23]。全制的施設におけるこうした「儀礼」は、その人に対する危険性のイメージを周囲へもその人自身にも与えることになる。日常生活に必要な個人使用の物についても、共同使用の物を使わせるような無配慮な行動は、彼ら自身や他人に向けて、彼らによって使用されたものは有害なものだと示しているようなものである。一部のSPDCでは、物の持ち込みを避けるために、面会の家族に対しても検査を行ったり、何人かの入院患者は、SPDCから逃亡のリスクを避けるためとして、靴や服を取り去られていた。一般的にSPDCでは、親類や知人の面会、外部との接触、電話の呼び出しが規制されており、場合によっては違法に禁止されている[24]。

また研究によれば、危機的な時期に入院する「特別な」状況においては、規則が厳格になればなるほど、スタッフが相手の状態を把握する能力が低下し、容易に拘束につながる抑圧的な行動や、違法な行為が実施されることが明らかになった。

現在、一部のサービスにおける閉鎖空間での監視カメラシステムも、個人の自由の侵害であり、スタッフの人員の代用、距離や放置を是認するものである。

個人の自由を制限するこのような実践は、たいてい、全て同じ兆候をもち、同じ文化に属し、同じ組織運営に属している。精神障害者を、危険で理解困難、責任能力のない病気、

(23) こうした儀式について、E・ゴッフマン（著）／石黒毅（訳）『アサイラム——施設被収容者の日常世界』精神書房、一九八四年、の中に詳細な記述がある。

(24) 法律一八〇号は、その人が義務的治療を受けている場合でも、電話したい人や、その処遇を拒むために弁護士に連絡することができる旨も規定している。

で全てを決定づける概念に基づき、どんな治療の目的をも考えられることなく危険性を封じこめ、拘束することだけを考え、最終的には攻撃、逃亡、転倒、自殺企図など、サービス内で「事故」にならないようにすることを目的にしている。

しかし実際には、事故が起きることを完全に防ぐことはできない。そのため、事故を回避する目的の閉鎖施設の日常生活において事件が起きた時、それはたいてい病気のためとされ、したがって、被収容者の行動の予測不可能性を唯一の原因とするのである。

拘束の結果

拘束が引き起こす被害は数多くある。神経、血管、運動器系統、代謝拮抗、皮膚病等における否定的結果を生じさせる。臓器や機能は、拘束手段がもつ圧力によってダメージを与えられる。すなわち皮膚の剝離から神経の圧迫、四肢や臓器の虚血にまで至る。固定化は肺血栓塞栓症、褥瘡につながる可能性があり、拘束とともに行われることが多いカテーテルの使用は、尿道炎、膀胱炎、腎炎を引き起こす可能性がある。

拘束装置を不適切に装着したり、時に患者自身が自由になろうとするとき、ベルトやバンド内で圧迫され、肺の圧迫および窒息による死亡にもつながる。さらに、拘束により緊張や不安感が増すことによって処方された神経弛緩薬による心臓への有害な負担、極端な感情的ストレスによる突然死が度々報告されている。

薬物の過剰投与とともに器具による拘束をされたかなりの数の患者が、心臓循環器系の疾患、尿路の閉塞、薬理学的な昏睡などの器質性疾患のために、内科または集中治療室に転送されているという重要な証拠がある。

そして、縛る実践を行うスタッフ側にも、人を縛れば縛るほど、言いようのない「精神的苦悩」が生み出されている。精神的苦悩は、挫折や背信行為の「具象化」の意識から引き起こされる。これによって、人間の尊厳は傷つけられ、否定される。アイデンティティの保持のために唯一できることは、組織に屈して、暴力に直面した時に自分がそこに存在しないかのように認識することである。

縛る実践は、罪の意識、不安、バーンアウト症候群など否定的な結果をスタッフの中に生じさせ、これらがほとんど考慮されていないために、やる気のある有能なスタッフが精神医療サービスから離れていく結果をもたらしている。

拘束することは許されるのか

拘束実施の合法性に関しては、それぞれの国内法にかかわらず、国際的基準としては、障害問題における国際的拘束力のある法律文書として、国際連合の二〇〇六年「障害者の権利に関する条約（通称：障害者権利条約）」がある。この条約は、障害をもつ人々のための人権と基本的自由を完全に享受することを促進し保証することを目的としている。それは新しい人権を肯定するのではなく、人権擁護の促進と保護のため、署名国の立法、行政および司法の義務を確立することを意図している。この重要な条約は、二〇一四年一二月現在で、日本を含む一五一か国で批准されている（日本政府は二〇〇七年にこの条約に署名し、さらに、二〇一四年に批准した）。拘束実施に関連する基準は、その中で特に条約第一四・一五・一七条および第一八条に帰着する。第一四条は障害のある人の自由と安全を保障している。

第一五条は、障害をもつ人が非人道的および品位を傷つけられるような処遇を受けることの、明確かつ絶対的な禁止を規定している。第一七条は、他の人との平等のもと、障害のある人の身体的および精神的不可侵性が尊重されることを保障する。第一八条は、移動の自由を保障している。

拘束の実施は、こうした全ての原則／法規に違反し、基本的人権や人間の尊厳を侵害しているのは明らかである。条約全体の分析や上記に引用した条項は、拷問の一形態のような拘束実施の確実な違反性を示している。

訳注

＊1　マニコミオ（manicomio）とは、狂人とされる人たちを収容するための装置である。理由は何であれ「狂人とされる人」を収容し社会的秩序の統制につながる装置である。収容の装置としてのマニコミオが医学化されて、一八世紀末「精神病院」という形態をとる（松嶋（二〇一九：二〇二））。

＊2　マラリア療法：戦場で負傷しマラリア熱を発症していた兵士の血液を、進行麻痺患者に注入したところ何人かの患者が治癒した発見にはじまり、マラリアそのものをコントロールしながら、病理と病理を対決させることで治療する療法。以下も異なる病理同士を対決させることで治癒を導くという考え方で展開していく。

＊3　インシュリン・ショック療法：大量のインシュリン注射をして低血糖による昏睡を起こさせる療法。数週間にわたって続ける。

＊4　カルジアゾール・ショック療法：カルジアゾールを使ってけいれんを起こさせる療法。

＊5　アセチルコリン・ショック療法：臭化アセチルコリンを静脈注射してショックを与える療法。

＊6　改革直後の精神保健センターは七つであった。その後人口減少などもあり削減し、二〇一九年時点は四つで運営している。

第5章　やればできる

器具による拘束は、精神障害者に対して、未だイタリアで広く行われているが、近年熱意や意図は異なるものの、スタッフや行政、アソシエーション、コミュニティの多くの場で、拘束廃止や削減へ向けての動きが再び高まっている。

すでに述べたように、このプロセスにおいてはＳＰＤＣへ入院後、亡くなった方々の家族による告発がきっかけとなり、二〇〇八年イタリア政府内にて起きた欧州議会拷問対策委員会による精神医療における拘束乱用への抗議活動によって、行政による介入の必要性を高めた。

それを受けて、イタリア全州会議は、二〇一〇年に「精神医療における身体の拘束、その可能な予防方策（La contenzione fisica in psichiatria: una strategia possibile di prevenzione）」と題された勧告を発表した。勧告では、拘束が広く実施されることで精神病者に関する偏見を強め、公的サービスによるケアから市民を遠ざける可能性があり、過小評価されるべき反治療的実践として定義された。この勧告は、患者の暴力的なふるまいが拘束実施の根底にあるとしている。拘束防止のために必要な重要事項として、個人の尊重、スタッフの研修、拘束の監視、治療関係の個人化、患者に対する隔離処遇の回避、ワーキンググループ内の良好な風土、早期の介入や総合的な受け入れを保証し、入院を減らす精神保健サービスネットワークにあることを指摘している。しかしこの勧告は、組織のあり方やサービスの文化そのものには重点を置いておらず、義務的治療の際の拘束実施に関する正当性に関してはあいまいさを保ち、拘束廃止を明確に目標として掲げるものではなかった。

二〇一五年、国家生命倫理委員会は、政府や州に向けた拘束に関する見解において、より決定的に動いた。委員会は、法律一八〇号で定められているように、患者が権利の保有者であると認め、その尊厳と独立性を尊重するケア概念の基盤が拘束廃止にあるという見解を表明した。

拘束実施に至る背景について、精神病理学的な患者の重症度合いよりも、スタッフ間の文化や姿勢、サービスの組織自体が大きな影響を与えていると明確に断言している。したがって、州および国レベルでの拘束の監視、「管理しない」サービスを支えるための質の標準化、および非人道的で品位を欠く処置を受けるリスクが高い社会的弱者向けサービスへの最大限の注意、これら三点が肝要であるとした。

こうした中、拘束にあった多くの人々が、その記憶によって引き出される想像もつかない痛み、罪の意識や自身の不適切な再認識を乗り越え、拘束実施を告発したり、経験を語り始めている。

三六歳女性：一年前、総合病院内ＳＰＤＣでの入院中、拘束帯でベッドに固定されたことについて、彼女は告発することを決めた。

「どこまで告発を続けられるかはわかりませんが、ただ、虐待に対して声を上げ続けなければならないこと、他の人々も同じ被害にあっていること、さらにこれから他の人もこの被害にあう可能性があることを確信しています。まるで当たり前のように拘束の手段が未だ存在し、このように軽率に行われている場所があることは、すでに崩壊している状況と言えます。すぐにでもこんな現状が終わることを願っています。」

三一歳男性：もう縛られないようにするため、従うこと、微笑むことを決めた。

「昔、叫んで、薬を飲むのを拒否したから、結果、拘束帯で縛られベッドに移されました。彼らは、私の足や腕をベッド脇の板に帯で括り付け、治すためと言って、私の鼻をふさぎ、無理矢理薬を飲ませ、一日拘束を解いてくれませんでした。私は叫び、もがいて、小便をもらしました。それでようやく彼らは拘束を解きましたが、それ以降の日々はどんなささいな行動も起こさないようにしました。私は規則に従ったんです。しかし規則を守らない人が居たとき、その人は私と同じ結末にあっていました。ここ数年で、たびたび調子を悪くし、他にも義務的治療に至ったことがありました。いつもベッドの上で横になり責任者に従い、たばこの時間、治療の時間を待っていました。柵に再び縛られないように、常に静かにしていたんです。私の名前はA、三一歳、今、私は縛られないように微笑んでいます。」

二〇一六年一月、三〇団体でなるアソシエーションの連合で、治療の場における拘束廃止のため「すぐに彼を解きなさい（...e tu slegalo subito）」の運動が始動した。この運動は、情報を流して市民を感化させること、拘束の被害にあった人々の告発や拘束を拒否したスタッフの闘いを支持、イベントの促進、証言を収集することを目的としている。

この運動は多くの賛同を集め、多くのイベントを促進したが、しかし、抵抗するスタッフを説得するには大変な困難があった。さらに、主体の権利侵害の実態や、まだ存在する閉鎖的な施設、さらに精神医療サービス組織に関しての専門職者間で批判的再考を始めたが、それは困難な作業であった。しかし運動は、粘り強さと辛抱強さで、現在も前進している。

このようなあゆみは許しがたく弁解の余地のない遅れを伴ったとはいえ、近年、特に精神保健局や高齢者施設においての拘束の削減と廃止のため、州の精神保健機構の介入と注意を促すことに成功した。

告発ではなく倫理的実践への回帰によって、拘束を廃止することができると思いたい。精神的困難を抱える人々や家族が沈黙の中で被害を受け続けることなく、主人公として成長していくことを認めなければならない。

今日、以前から強制的な処置に頼らない精神保健局の他にも、「管理しない」場となったＳＰＤＣや、拘束実施の減少や廃止に向けた戦略や実践を行う機関が増えている。このことは「非人道的および不当な処遇防止のための欧州議会委員会」がすでに指摘したように、全ての状況において当該サービスの最高責任者こそが「管理しない」か「管理する」かの方針決定に多大な影響を与えることがはっきりしている。

拘束廃止のために必要なことは何か

法律や州の保健計画、機構の方針書、上層部の目標設定が、強制的精神医療実践を削減ではなく廃止に方行転換すると同時に、目標に同調するスタッフを支え、正当化することが大きな力となる。しかし、「法律による」拘束廃止や、組織や実践における根本的な変化も限界があるのは確かである。このため、文化の変革、集団的協働、同盟関係、管理者や行政者の交代に向けた強い意志、納得させる力、そして精神的困難を抱える人々や家族の参加や彼らが主人公になることが必要なのである。

前提条件は、倫理と専門性を切り離すことなく、倫理を精神保健の実践の中心に据えることである。そして、制度による患者への暴力は、治療中の人々の身振りや態度に比べてはるかに重大なものであるという信念が大切である。そして、精神病患者が拒否や攻撃性、暴力性を見せる時、実はそこには傾聴されなかった深い痛みに突き動かされているという想像力も重要であろう。こうした状況は、技術的なものだけで応えるのではなく、人間的な対応を必要とし、強制的な手段や道具に委託するのではなく、専門性、専門的行為の中で患者に役立ちたい気持ちがあること、傾聴、配慮、組織や集団的仕事の全てを活用する必要が出てくる。拘束の廃止のためには、地域社会を横断する二四時間体制に準ずる組織やサービス、早期介入と継続した支援、主体の責任を総合的に負うこと、他者の尊厳を尊重すること、精神保健の問題を抱える当人を含む地域の人的資源を活用することを想定する必要がある。

ここで、当たり前となっている拘束に頼る精神医療サービスを間近で見ていた私の経験から、拘束廃止のプロセスにおいて注意すべき問題について以下で明確にさせたいと思う。

いくつかの前提条件

文化基準、組織モデル、スタッフの姿勢を含んだ精神医療サービスの仕組みは、拘束を促進することもあれば、拘束を実施しないことも可能である。

もし基盤とするパラダイムが、病気は神経伝達物質の欠如または欠乏におけるシナプス回路の機能不全を起因とするならば、薬物が望む効果を生み出さず、鎮静しないときに他の手段が存在しない場合、結果拘束に頼る傾向にある。パラダイムが精神病者の危険性や不可解性に準じたものであり続けるならば、身体の活動範囲を制限し、強制し、調教することだけを考えればよいことになる。

個人の自由の侵害と閉ざされたサービスが強制的実践に頼ること、また、劣悪な住居環境、同じ場所にクライシスにある人々を大勢収容すること、階層的な組織や厳格なルール、侵略的で検査的実践、医師と患者の関係と物理的距離、スタッフや障害当事者の尊厳を尊重する共感的風土の欠如が、拘束と密接に関係しているのは明らかである。

例外的、散発的に拘束を実施することが、以前の慣習としての使用に後戻りさせるということもわかっている。コノリーを引用すると、「拘束を控えめに実施することが、補完的で疑う余地のない人道的処遇とされ、基本的な治療プログラムと共生することが可能だと信じること以上に重大な過ちはない。拘束廃止は絶対的なものでなければならない。さもなければ、それは事実上失敗することになる」(1)。

また、精神疾患に関連するスティグマとの闘いにおける国内外の多くのメディアの運動は、サービスの実践そのものに比べて、それほど重要ではないことも明らかだった。

もし精神的苦しみを抱えた人が未だに「縛られる」べき存在であり、拘束が医療や保健的実践だと捉えられているのであれば、サービス側はどのように偏見やスティグマに対して立ち向かうことができるというのだろうか。

拘束は、過剰な薬物療法に取って代わるものではなく、薬物療法と同時に使用されていることは明らかである。拘束のガイドラインの存在は、拘束を正当化することに加え、縛られる人のためではなく、スタッフの保障を重視しているのは明らかである。拘束実施に対抗するためにはその方法論や、どの程度広く実施されているのかを知らなくてはならないことも明確である。

したがって、サービス内において実施される拘束廃止を目標とするプロセスを開始する際は、拘束の監視を実行する必要がある。それぞれの拘束実施について、性別、年齢、入院の様子などに加え、実施を避けられなかった動機、方式と期間、実施された際の状況など、また場合によっては否定的な結果であっても、報告書は作成されなければならない。個人に関連した状況や拘束実施を決定した文脈の分析を可能にし、またそうしたことへの対抗措置を特定するため、報告は保健局本部など、プログラムの作成や検証機能のあるサービス外部の審査に送られる必要がある。これらのデータについて検証し、計画する会議の場を設定することは有益であり、機構の要求も巻き込むことができる。つまり、拘束ごとに報告書を作成することをサービスに要求することのみが、日常的な拘束使用を妨げることになる。ほかに重要なのは、拘束を受けた人が内科病棟や集中治療室に移動させられた際、その移送を決定した医学的根拠を分析し、経過や結果を知るために監視し続けることである。主に病気や転棟要求を通して表れる、拘束を実行したスタッフの心理的背景も注意して観察する必要がある。

(1)　西洋精神医学の歴史において、一八〇〇年代半ばの始め頃にイギリスのハンウェル精神病院で拘束廃止がなされたことは、J.コノリーの功績だと考えている。

まとめ

精神保健サービスネットワークにおける拘束廃止に向かう道程を歩むためには、クライシスにある人々への対応や責任を負うことに関する研修課程を通じて、患者の基本的人権の侵害をテーマに、集団的注意が必要であることを中心に据えることが重要である。

地域サービスの開所時間を伸ばし、治療を拒否する人、社会から頻繁に警戒される人、社会から疎外される人など精神的困難を抱える人々への特別な配慮を行い、重大な危機や暴力のリスク、放置などを防ぐべきである。入院の場と責任を担う地域サービスの間には、入院中も退院後もケアの連続性が保障されなければならない。クライシスに対応するための実行チームや昼夜受け入れのベッドを備えた地域精神保健センターの設立を通して、ひとつのサービス内でクライシスにある人の数を増加させないよう、場や組織に応じて異なる方法で努力しなければならない。いくつかのケース(2)では、特に対応が困難な人々に対して、緊密かつ継続的に責任を負う公認チームの結成が有用かつ有効であり、そのことにより拘束実施に至る状況を避けることができる。そして重要なのは、家族や精神的困難を抱える人々による団体が、公式に存在し、認識されていることである。

さらに、拘束が頻繁に実行される場所に関して言えば、改善の中心とすべき点は住環境の品質を上げること、スタッフや利用者を含む全員がスムーズに行き来する「オープンドア」システムの構築、関係者の教育、スタッフ数を適切に保つこと、受け入れ元の機関との協力体制などである。仕事への姿勢に関して言えば、他人への共感や尊敬、スタッフ同士やスタッフと患者との協力を促す関係性の追求と保持、患者を「捜査する」実践の追放、規則を柔軟に解釈すること、異なる役割間での協力と共有に基づくチームワーク構築への努力、そしてより危機的な状況を議論する機会や時間の確保、その場をつくることを中心とするべきである。

試みるべきことについて

イタリアで拘束しない精神保健サービスは、保健局全体の一五―二〇％のみだというのは確かである。それでも、これらは、非拘束でできる可能性を証明し、どこから出発し、どこをめざすべきか、よい実践の基準点を示している。よい実践という言い方をするのは、悪い実践があるからこそである。拘束の放棄それ自体がよい実践という訳ではなく、それ

（2）　特に、二〇一〇―一五年の間の、スイスのティチーノ州のメンドリシオにある一四〇床の精神科クリニックでの経験を参照にしたい。トーマス・エメンジャー博士の指示のもと、開放的な癒しの環境で、保護室のないオープンドアシステムによって、器具による拘束を完全に廃止した。

は単に精神的困難を抱える人の責任を負う上で、専門的かつ倫理的に正当な行為であるというだけである。拘束の実施は、人権侵害になるため「まず、害を及ぼさないこと（primum non nocere）」という医療行為の原則から逸脱している。精神医療サービスの場や、病気や年齢、個人の事情によって脆く弱った人が集まるあらゆる場での強制的実践の存続は、非治療的サービスの象徴である。器具による拘束や全ての個人の自由を制限する行為の廃止は、サービスにおけるケアの質と、基盤にあるパラダイムの基本的な決定要因となり、指標となることに加えて、保健システムや地域社会が病気の人の権利や尊厳を尊重する姿勢の象徴でもある。(3)

強制的実践に頼らないサービスのためには、他者へのまなざしを変化させ、精神的不調を抱える人々との出会いを日常のこととし、同時に家族や地域社会とのつながりを保てるようにすることである。主要なことは、権利の承認と促進である。優先して権利の承認を行うことが、時に変化することができる唯一の機会という認識のもと、人々がそれらを行使できるかどうかは関係なく、まず権利の承認と促進を行うことが重要である。

今日の保健政策、特に精神保健が向き合う問題の複雑さの中において、拘束について考えることはそれほど大きな意味をもたないのではないかと疑問に思う人もいるかもしれない。

しかし、私はそうは思わない。医学および看護実践では、倫理的問題が非常に重要であり、それらは技術的また科学的問題と分離することはできない。これは精神医療ケアの分野においてさらに重要となる。つまり精神的不調はその人の自由の領域を狭め、スタッフは法律で制限された条件の場合のみだが、自由を制限もしくは剥奪することができるからである。その際、拘束に関する問題は、医療行為と人権侵害、そして治療手段と拷問のような非人道的で不当な手段とを、区別するための分岐点として、より大きな意味をもって私たちに迫るのである。

一部のサービスにおいて、権利と尊厳を尊重してケアすることが可能なら、あらゆるサービスにおいてもなされなければならない。その道は時に険しいが、実践の具体化や、文化や組織・スタッフの態度の変容、つながりやネットワークの構築から突破口を開くこと、権利や参加、さらに民主主義の領域を広げる集団的行程の中であゆむことは可能なのである。

これは全て成し得たことであり、これからも実現可能なことを示し続けている。それはである。

（３）医療行為の基盤となる原則「まず、害を及ぼさないこと（primum non nocere）」は、ヒポクラテスの教えにまでさかのぼるものである。どんな介入も、利益をもたらす可能性も害となる可能性もあることを考慮するように医者に喚起させる言葉。

つまり専門職者、政治家、市民を含む全ての人に、追求し続け、証言し続け、それを可能にし続ける責任がかかっている。

拘束から解き放たれた社会、ケアする社会を構築するため、いまこそ動く時なのである。

第Ⅲ部　拘束廃止に向けたインタビュー

第Ⅲ部を読み進めるために

イタリア全国拘束廃止運動「すぐに彼を解きなさい（...e tu slegalo subito）」を支持するアンナ・ポーマは、二〇一六年に三人にインタビューを行った。第Ⅲ部ではそのインタビューを紹介する。

第6章　SPDCにおいて拘束の経験をした若い女性アリーチェ・バンフィ
第7章　運動の推進者であるジョバンナ・デル・ジューディチェ
第8章　フランコ・バザーリアの業績を深く研究した哲学者ピエル・アルド・ロヴァッティ

《聞き手》
アンナ・ポーマ（Anna Poma）
哲学・心理学の学士取得後、ゲシュタルト心理学の修士課程を修了する。トレビーゾの脱施設化プロジェクトの助言者としてトレビーゾ精神保健局のコンサルティングを行った。今日、社会的協同組合 Con-Tatto の創始者であり代表である。また、「狂人の祭り（Festival dei Matti）」の発案者でもあり世話役である（Festival dei Matti（www.festivaldeimatti.org））。

《語り手》
アリーチェ・バンフィ（Alice Banfi）
一九七八年ミラノで生まれる。描写力ある作家であり、二冊の自伝的小説を出版。精神保健に関する講演会に当事者として登壇し、発言してきた。現在、カモーリの海岸沿いのアトリエで創作活動を行い、生活している。

ジョバンナ・デル・ジューディチェ（Giovanna Del Giudice）
精神科医。一九七一年一二月、フランコ・バザーリアが院長であったトリエステ県立精神病院にて働き始める。脱施設化の病院内部のプロセス、地域での精神保健サービスの展開に中心的に関わった。今日までカゼルタ2やカリアリの精神保健局長として働き、他にもイタリアのさまざまな州において、精神保健サービス向上のコンサルタントとして働いてきた。また、女性作家として多くの本を出版し、精神保健をテーマとして国際的協同事業をコーディネートしている。二〇一三年一一月からアソシエーション、フランコバザーリア協議会（CON/F/BASAGLIA）の代表者である。二〇一五年、AlphabetaVerlag180からシリーズ刊行物として『*...e tu slegalo subito*（すぐに彼を解きなさい）』が出版されている。本書全体の著者でもある（巻末の執筆者紹介参照）。

ピエル・アルド・ロヴァッティ（Pier Aldo Rovatti）
エンツォ・パーチ（Enzo Paci）とミラノで現象学を学び、一九六〇年代後半から哲学雑誌や雑誌『*aut aut*』で働き始め、その後一九七六年から編集長となる。またトリエステ大学にて哲学を教え、同時に、全国紙「La Repubblica」と提携しているトリエステの地方紙「Piccolo」の論説委員となる。一九八三年、『弱い思考』（上村忠男ほか（訳）法政大学出版局、二〇一二年）の選集を、ジャンニ・ヴァッティモ（Gianni Vattimo）とともに出版し、世界中で翻訳され、大きな論争を巻き起こした。当初、彼が編集者だった雑誌『*Alfabeta*』に掲載し、その後イタリアだけでなく世界各地で今もなお論争が続いている。その他多くの本を出版している。

第6章　拘束は拷問です

アンナ：SPDC(1)で縛られた経験後、その経験を話したいという人に出会うことは簡単ではありません。なぜだと思われますか？

アリーチェ：こうした経験や出来事について語りたくないのは、少なくとも二つの理由があると思います。ひとつは確かだと思います。恥の感情です。身体や精神を不意に冒瀆された経験を負ったことを他者に話すことは、気分を悪くするものです。突然裸にされるようなものであったり、新たな暴力にあうリスクを感じさせるものだからです。おそらく間違いないと思いますが、この暴力は、「君の精神病が原因で、君はその暴力にあうようなことをしたのだから暴力は自業自得だ」と思わせたり、そう信じさせたりするものだからです。もうひとつの理

(1)　総合病院内の「診断と治療のための精神科サービス」のこと。詳しくは第1章参照。

由は、入院した病棟や治療者、看護師からの報復にあうことへの恐怖だと思います。再び拘束されるのではないかという恐れや再び閉じ込められる恐怖、ひどい目にあわされる可能性を感じるのだと思います……しかし、私は語ることを選択します。なぜなら、拘束とはどういうことか、今の治療現場で何が起きているのかを全ての人に知らせたいのです。そしてこんな酷い目にあったことに怒っていたし、これ以上自分の中で恐怖を抱えたくなかったからです。つまり拘束される恐怖、私や私の人生の物語が他者の中傷にさらされる恐怖をこれ以上感じたくないのです。

アンナ：あなたの本の『*tanto scappo lo stesso. Romazo di una matta*（どっちにしたって逃げるわよ——ある狂女の物語）』や『*Sottovuoto, romanzo psichiatrico*（真空状態——精神医学小説）』、そして他にも多くの著書の中で、あなたは語ることを選びましたね。被害者が沈黙するのは、精神的に苦しむ人の治療の場で起きていることを、ほとんどの人が知らないことに原因があると思いますか？

アリーチェ：実際の現場で起きていることについて無知な面が、被害者を沈黙させていると思います。それに、愛する人が患者として人質になっている家族の沈黙もあると思います。治療を見捨てられるのが怖いので、彼らは黙りこみ、我慢をするんです。もしくは、たとえ全てではなくとも医者の判断を信頼しているから。まあ、しかし、医者を信頼しない人なんているでしょうか？

そして、同じように報復を恐れている専門職が黙っていることも理由だと思います。精神保健サービス内で、拘束に抵抗する勇気をもっている人は、まだとても少ない状況だと思います。私は違う場所でも入院していましたが、その長い年月を合わせても、拘束に反対していた専門職に出会ったのはたった二人だけでした。ドメニコとジャンナ、この二人のことは決して忘れることはないと思います。

アンナ：病院で縛られた経験をどのように語れますか？

アリーチェ：ベッドに誰かに縛られたことは、ものすごく惨めな経験です。レイプのようなものです。最初、看護師グループが取り囲んで、あっという間に彼らの手が私を捉えてしっかり摑み、いつも以上に権威的に言っていました。「両足を摑んで！」「動かない！」「固定して！」。腕を首周りに寄せ、もがくとよりきつく固定される。そして、「これでいいわね！　問題ないわね！」と強く言い聞かせてきます。格闘するのをあきらめると、固定もゆるみ、そして、畜殺場の肉の塊のようにベッドへ運ばれて、手首と足首は、ベッドの下部や脇に帯で固定されます。私は肩ベルトで縛られ、首の後ろに巻かれたシーツを通し、肩の前を通して脇の下で固定されたんです。結果、ベッドに完全に固定されました。動くことは全くできず、かろうじて見えたのは天井と自分の足だけでした。これで六時間が過ぎ、一二、二四、四八時間、固定されたまま時間が過ぎていきました。ひとり暗闇の中で、最初「バカ野郎！」って大声で叫びました。ある時は、泣いたり……。そして私は歌うことにしました（曲名は「Alla fiera dell'est」）。なぜなら、彼らに勝利を与えたくなかったから……。彼らにとびっきりの迷惑をかけるために……。

のどが渇いた時、飲み物が欲しいと大声で叫びました。少しあとで、不快感を感じ始め、腕・腰・尻も痛み始めました。帯がきついために手がはれ、動かないから足がしびれてチクチクし始めました。

鼻や頬もむずがゆかったので、その不快感を取るために渋い顔をしました。顔をゆがめ、そのむずがゆいのを取ろうとしたんです。もし、暑かったり寒かったりしたら、誰かに毛布をかけてもらったり、取ってもらうために、誰かが来てくれるのを待ちながら、叫び続けなければならなかったでしょうね。

タバコが吸いたいと心から思ったとき、私と同じように入院している友人に頼んだら、二服させに来てくれました。何時間かうとうとしていたとき、小便や大便に行きたくなって目を覚まして、また大声を出さなければいけませんでした。なぜなら、彼らが私のズボンを下ろすのがとても遅かったんです。そして彼らはおしりの下に差し込み便器を置くか、もしくはオムツをさせることで対応しました。私は当時二〇歳、小便と大便で巨大に膨れ上がったオムツを身に着け、あとどれぐらいこの状態なのか知ることもなく、再びベッドにつながれた自分の手と足をながめていました……。これが拘束です。

アンナ：精神科医はどんな目的で、人を拘束すると思いますか？

アリーチェ：管理するため、罰するために拘束すると思います。決して治療のためではなく、効率的にさっさと問題を処理するかのように人を縛るんです。つまり、どんな介入よりも簡単ですから。サラミのように人を縛るのに天才は必要ありません。それに縛ることは責任をもたなくてすむからです。

精神科医も、病院も、みんなもリスクを負いたくないから、間違いたくないから、どんな面倒なことにも関わりたくないから縛るんだと思います。ただ私の場合は、これらとはだいぶ違った理由で縛られました。なぜなら、ＳＰＤＣ

の中を小声で歌いながらウロウロして寝ようとしなかったから。他のことで怒っていたし、自虐行為を起こしたり、しばしば扉を蹴り飛ばしていたからです。
たいてい自殺を企てた後や威嚇行為をした後は、病院に入れられました。つまり、私は自分の体を切り、縫合され、目隠しされ、座らされて、そのまま精神科に入院させられました。このようにして入院になると、彼らは私をすぐに縛りました。私は誰とも戦いたくなかったのに……。とても疲れていたから。私の攻撃的なエネルギーは、自殺を企てたことで、すでに使い果たしていたから。だから、ただ眠りたかっただけでした。それにもかかわらず、縛られたことでとても寝苦しかった。精神科医にそのことを告げようとしましたが、言葉をかける隙さえも与えられませんでした。ベッドに一五日か三〇日以上縛られるのに、その前に何の検証をすることもなく拘束を決めるのは、なんとも愚かな考えだと思います。私の起こした行動の要因が心理学的なものか、精神医学的なものかについて何も解っていないように見えました。ただ、彼は、「あなたが粗暴な人間だったから、今、罰がくだっている」と私に言ったんです。

アンナ：監視する、罰する、異物を取り去る、これらは私たちの世界の異質な存在、理解し難い人を、理解可能や受け入れ可能な存在にするための唯一の方法かのように、「正常」や「健康」の価値概念を確固たるものとして、それに適合させ個人の特性を否定する、脱主体化させる実践です。何が、実際人を縛ったり、罰したり、拷問することを正当化すると思いますか?

アリーチェ：拘束は、異質な人々を異質なモノにします。でも、時に回復やリハビリになることもあります。なぜなら、多くの人はひどい目にあうのを恐れるので、それを避けるために沈黙し、結果完全につぶされてしまいます。友人は、私によく「私はよい人間だから、何も言わないし、何も要求しない。そうすれば彼らはもう二度と私を縛ることはない」と言っていました。薬を飲み、眠り、食べ、廊下を行ったり来たりして、こうやって彼の入院の一五日間が過ぎ去っていきました。より大人しくなったけど、あとは全て最初と全く同じでした。

アンナ：彼は巧妙だったのね。つまり、この暴力的で下等な実践から自分を守るために、見せかけの同意をしていた……。こういうことに気づかない精神科医について、あなたはどう思いますか?

アリーチェ：私は、彼は決して巧妙ではなかったと思います。むしろ免れる可能性があるなら、免れるために、どんな間違った規則であっても自分のためにそれに屈していたのだと思います。だから、そんな彼を私は理解できます。私の祖父が、SS（ヒトラーの身辺警護のために結成されたナチス親衛隊）から拷問にあったことを語ってくれた時がありました。SSに抵抗する人がいれば、その一方で、自分が免れるためにすぐに密告する人がいました。それを聞いて私は罪ではないと思いました。とても人間的でドラマティックなことだと……。ドラマティックといったのは、抵抗する人もやがて救われることにつながっているという意味だからです。つまり、自分自身の内部に閉じ籠るのなら元のままの自分で居られる。けれど、もし彼らに屈したなら、その嫌悪感から、そのことを乗り越えるのに、この先とても苦労することになると思うからです。私の二つ目の小説、『真空状態』で彼について語っています。この残酷な行為が行われる場を受け入れた時、私や、そこに私と同じようにいる人のための同情心が失われ、私自身が消えたようになりました。私は自分に対する監守……つまり、とても冷たく、冷淡な人間になったように思いました。これを語ること、書くことはとても難しかったです。なぜなら人生の中で、本当に恥じている唯一のことだったから。そういう患者たちの内面の動きを気にかけることなく、精神科医は、自分に従うことで他人に迷惑を与えないよい人間にさせたということに満足しています。結局、最終的に患者が、他者にとって無害になるにはどうすればよいかを探求しているだけなんです。

アン　ナ：では、あなたについて言えば、結果的に繰り返し縛られたのでしょうか？

アリーチェ：縛られて、解かれた時、私は希望も未来も何も感じませんでした。ただ私が受けた扱われ方や不快にさせられた不当性を感じました。怒りやひどい嫌悪感があふれてきて、もう病気との闘争というよりは、病院内部に対する闘争心がわいてきました。縛られているとき、怒りを静めることに集中する一方、私は、自分自身がより巨大なモンスターになることを望んでいました。

アン　ナ：支配と従属の薬のメカニズムに値するような、奥深い拘束のメカニズムの影響から逃れるためには、何が必要だと思いますか？

アリーチェ：多分、強い人格が必要だと思います。非情で冷酷だった彼らは絶えず誤りをおかしていたし、こうした事態に私は常に抵抗していたので、彼らは私について悪い印象しかもっていなかったと思います。でも、ある一人の医師と一人の看護師は私が協力するように、私に愛情あるまなざしを向けていました。長年その二人は、私の短所は私の長所でもあると重んじる気持ちをもってくれていたので、私は治療に積極的に参加することができました。私に対して思いやりをもって接してくれる人、親切にしてくれる人には、私は決して攻撃的にはなりませんでした。逆に、不安を抱かせたり、ぞんざいな態度を向ける人には攻撃的になりました。つまり、相手がよい人間なら私もよい人間に、相手が意地悪なら私はもっと意地悪になり、そして決して負けたりはしないつもりでした。私にとって、この暴力に屈しないことこそが私を救うこと、つまり、抵抗することで私自身を救うことになっていたんです。実際に従わないこと、服従しないことが自己を疎外せず、また自分を認めることだと証明できました。自分自身を譲らないことが、私のまま、私自身でいられることでした。これらの暴力に屈服しないことで、道を外れたような思いや、また共謀者であるかのような嫌な気分にさらされることはありませんでした。

病気の前では、私の苦しみは消えたように感じました。でも、拘束に関しては強い自分を感じました。拘束は、私にとって一切の疑いもなく乱暴で悪事を働く敵だったからです。

アンナ：『どっちにしたって逃げるわよ――ある狂女の物語』という本の中で、あなた自身の経験について、自由になるために手助けする人や、縛るのを見ている人たちについても描かれています。この明らかな権利侵害に異を唱えるために、私たちは何を理解する必要があるでしょうか？

アリーチェ：それは、「共感」だと思います。私たちが扱われたいと思っているように、常に他者に対しても同じように配慮し、同じように接することです。怒り・苦しみ・恐怖のような他者の感情を想像することは難しいけれど、試みようとする努力は価値のあることでしょう。人として、専門職者として自己を高めることは、縛ることより確実によい方法で、反対に、縛ることは何も機能していませんから。そして最終的には縛ることを禁止する法律が必要だと思います。さらに、治療者たちの怒りや失望、暴力を生じさせる要因を解決するため、治療に関する異なったやり方を提案する実践がもっと必要です（あるけれども、まだとても少ないから）。

もちろん素晴らしい実践は存在しますが、それを油のしみのように広げていかなければなりません。一方、悪い実践は罰せられ、追いやっていかなければならないでしょう。

アンナ：イタリアでは拷問に対する罪の法律も不足しています。もし、法律があったとしても、すでに話してきたように、拘束といった現在も魅惑的で日常的に使われているものを拷問と同等に扱うことができますか？

アリーチェ：縛られることは拷問です。拘束の経験を私に語った人たちは、他に拘束以外にも酷いこともされています。二二歳のＧさんは、入院時に縛られたとき、看護師から性的な暴行を受けました。Ｆさんは縛られているときに、あらゆる屈辱的な言葉で怒鳴られ、ひとりの看護師は、Ｆさんの胸に上がって全体重で押さえつけました。Ｆさんは息ができなくなるのを感じたそうです。

Ｃさんは、何日間も排泄物を放っておかれ、そして、のどが渇いても誰もそれに気づいてくれなかった。姉が彼を解放したことで、私にその体験を語ることができました。Ｍさんについてはよく覚えています。ひげもじゃの男の人。パンツのままで部屋から出たけれど、足がベッドにつながれたままだったから、ベッドを後ろに引きずりながら出てきたんです。彼はのどが渇いていたから必死で起きてきたんですよ。他にも誰も想像できないような、また詳細に伝えきれないような状態で大声を上げていたり、子どものように鼻水を流し泣いている男性や女性たちを見ました。何時間も縛られトラウマになった若者も見ました。そして、まだベッドにつながれたままの人がベッドとともに、病棟から緊急を要するため内科へ運ばれる姿が、目に焼き付いて離れません。

　それから時間が経って、私はもう戻ることはなく、そうした光景を今はもう見ていません。拘束は拷問であり、あそこに人々を管理するために使われています。こうした中で、私は、目的にかなった法律が必要だということを確信しました。なぜなら、個人的な暴力や人の不法監禁の罪はすでに存在しているし、自由の権利について憲法でもすでに明白に語られているからです。しかし、それだけでは十分ではありません。被害者が毎回身の危険を感じないですむように、また、今まで経験のない人も、決して身を危うくするような状態に陥らないように、解釈の余地があるような法の隙間をつくらない明瞭な法律が必要なのです。

第7章　もはや人間ではない

アンナ：精神保健領域での薬物治療を中心に行われる実践が、実質上拷問に変質するのはなぜでしょうか？

ジョバンナ：精神障害者への処遇は、長い間ほぼ拷問のようなものでした。精神医療の歴史は、フランスのビセートル施療院の鎖から狂人を解放したピネルの解放運動から始まったと考えてよいでしょう。しかしその後、収容所に再び狂人を閉じこめるため、新たな施設として「マニコミオ」が生まれました。これは、治療より監視が目的でした。「治療」とされる場では、長時間冷水につけたり、回転イスに乗せたり、不意の恐怖を与えるほか、拘束衣、保護室、薬や電気ショック療法などが行われていました。こうした狂人の収容所では、患者が権利の所有者であり市民であることを施設の権力で完全に無化にされていました。さらに、社会関係のネットワークや固有の日常性は失われ、個人のモノや価値観、個人の病気や苦しみでさえも取り上げられてしまいました。

危険なモノと見なされた人たちは、全て一様に扱われ基準に当てはめられ、最終的には無害な人たち、つまり全てを管理された抵抗しない人たちにさせられるのです。それはもう人間ではありません。彼らは、全制的施設の飾り気のない空っぽな大きな空間の中で、将来の希望もない様子で微動だにせず、または揺れ動き続けたり、無言であったり、もしくは叫んだりして、そこに佇む存在でした。保護室で隔離され、電気ショック療法で抑圧され、拘束され、暴力を受け、打ちのめされた状態で、誰が抵抗できるでしょうか。

マニコミオの精神医療は、狂人を無化させること、締め付けること、閉じ込めることを目的としてきました。なぜなら、危険性のある人、理解不能で治療不可能な人とみなしてきたからです。そしてそこには、医者と対抗できる強力な権力をもつ人は誰もいなかったのです。

アンナ：現代の私たちも、従わされるままのような状況にあるのでしょうか？

ジョバンナ：今日もなお、患者を危険な人、理解不能で治療不可能な人として、非人間的なまなざしや対応をすることに疑問を抱くことなく、議論さえしてこなかった場所では、時代背景の違いに応じて、精神障害者への差別や人権侵害の被害の度合いは異なっています。残念ながら、文化においては、まだこのような差別的思想が優勢のパラダイムにあり、精神障害者への実践は多くの支援施設の中でも依然として固持されているといえます。

そしてこのことが拷問へとつながっていくことになります。拷問は、きつい言葉に感じるかもしれませんが、治療を信じる人を縛りつけ、手錠をかけ、ベルトで巻くような、みっともない非人間的な処遇を伝えるには、ふさわしい言葉なのです。

アンナ：法律一八〇号のバザーリアの業績による大きな文化的革命は、マニコミオを閉じ、世界でも先駆的な地域精神保健サービスを発明しました。それにもかかわらず、私たちの国においても、このパラダイムがいまだに存在しているのはなぜでしょうか？　このパラダイムはどこではぐくまれ、何によって活性化され続けるのでしょうか？

ジョバンナ：バザーリアが実在したユートピアの後、法律一八〇号は最初の頃のような輝きは、もうありませんでした。しかし、イタリアで本物の改革が起きたのはまぎれもない事実です。ただ単にマニコミオを解体しただけではなく、法律、行政、科学の基盤、とりわけ少しの差異でも社会の不平等につながることに対抗するため、そこへの介入の方法や多様な他者や狂気に対するまなざしを変えていく議論をしていきました。そして、一九六〇年代までは、およそ一〇万人近くの人々が精神病院に収容されていましたが、結果大規模のマニコミオ的収容を終わらせたのです。

この改革でとりわけ力を注いだのは、患者の最大限市民権の資格を獲得するため、精神障害者の特別な法律を廃止することでした。しかし、市民の権利を具体的に得るためさまざまな努力をしても当初は排除され、今でもなお市民権を行使するには脆弱な状況が続いています。

つまりこの問題は、全てが簡単に解決することはないのです。あらゆる状況や実践において、歴史的、社会的状況に応じて、他者を縛るパラダイムの考え方は、おそらく何度も繰り返し姿を現すでしょう。

人間は、関係性や環境の文脈の中で、どのように苦しみが生まれるのかを熟考するよりも、むしろもっぱら薬を通して分子シナプスの調和に働きかけて外部から修正し、何度も修繕を繰り返して、病気の身体を変化させることを考えます。薬が失敗したときや、予想したメカニズムの遮断や機能停止が上手く機能しないときには、結果として、専門職自身の品位を下げるような非人間的で暴力的な対応に至るのです。これらのひとつが、まさに拘束ということです。

アンナ：ただただ問題を取り除き、修正し、矯正するだけの整形外科的精神医療にとって、苦しみは、ある人間のごく当たり前の状態ではなく、単に身体機能の崩れによる異常という見方になるのですね。

覚えていますか、あなたの本『*...e tu slegalo subito*（すぐに彼を解きなさい）』によると、逆説的に、器具による拘束の実施が、薬物による拘束の手段を取り去ることになるとしながら、実際は、両方の拘束が用いられ、より強力に患者を無化にする措置が重ね合わされることになるのだと。

ジョバンナ：ある精神科医は、過剰な精神薬投与の手段に頼らないために、拘束を実施した方がよいと言います。しかし実際には、二つの拘束を統合した方法が取られています。それは、薬物による拘束と器具による拘束のメカニズムの総和です。二つの拘束は、連続することが必要であるように正当化され、確信させられます。つまり、薬を投与するため、あるいは薬が上手く機能しないから人を縛るのですが、拘束は不安や興奮を増加させるので、さらに薬が必要になるということです。そして、度重なる投薬の増加が起こす人間の身体機能の低下と混乱は、結果、拘束から逃れられないようにさせ、この潜在的循環に終わりはありません。終わる時は死ぬ時になるのです。

アンナ：どのように、この手順は始まるのですか？

ジョバンナ：ある人が興奮したり攻撃的なふるまいをしたとき、施設の権力（暴力）でそれに応えるように患者を縛り、抑え込みます。またある人が病棟の厳しい規則に抵抗する時、そこから去ろうとするので、その人に薬を投与できるように縛ります。

また、多くの人は、精神医療サービスに最初につながるときに、すでに縛られています。この刷り込みは、その人自身にこの先も再び拘束される可能性があることを認識させ、精神病患者の「経歴」として植え付けます。突然拘束された人々は、この先もさらに拘束が続けられる高いリスクの状況にあることを自身の中に印象づけることになります。

薬物の問題は、ＳＰＤＣにおいて、度々器具による拘束をもたらす制度上の措置の中心的問題のひとつです。実際、生物医学が支配的パラダイムの精神科病棟に、危機にある人が受け入れられたとき、画一的で均一的に、そして既定の工程の中で、すぐに薬の採用が決められます。しかし大切なのは、まず最初にどういう状況にあるのか察知すること、状況が引き起こす恐怖心に飲みこまれない確信をもつこと、入院により苦悩や幻覚を一時棚上げできる時間を与えること、傾聴すること、安心させること、側に居ること、あるいは適切な距離を取ることが必要です。

しかし実際起きていることは、前もって決められた工程にのっとり、薬を拒否したならその時は縛る、という実践なのです。

アンナ：薬の拒否は、自動的に危険性の証拠のようにみなされてしまうのですか？

ジョバンナ：そのように解釈されるかは解りません。けれど、「他者」をただ抑止する対象としての肉体としか見ていないことは事実だと思います。歓待されるべき痛みや苦しみとしてではなく、同時に支援する必要がある痛みや苦しみとしてでもなく、ただシナプスの分子のように見ているのです。薬の拒否は、病気の認識不足や病気の自覚のなさとして解釈され、拒薬という強い抵抗が、人を縛り薬を投薬することになるのです。

アンナ：あなたが今言った「病気の自覚」は重要なことだと思います。実際は、精神医療がもつ客観的な視線に忠実な人だけ、自身の病気に自覚があるとみなされています。与えられたレッテルを受け入れる人、そのレッテルをもたらす正常化の要求を受け入れる人は、要求される処遇に、たとえ権利侵害のようなものであっても、権利を主張することなくそのまま受け入れる。一方、全てこれらのことを拒絶する人や、少なくとも反論を試みる人は、しばしば報復が身にふりかかることになる。

ジョバンナ：「病気の自覚」という表現を使いましたが、これは専門職が患者本人に期待することだと思っています。あなたの言うように、クライシスにある人の受け入れを、専門職は強制的で非差異的な工程の中で行う。あなたが言うことを客観的に考えてみると、危機にある人の唯一で独特な体験から生じる抵抗や恐怖を乗りこえる力、個人を承認する介入や会話の方法を探索、発明、交渉し、クライシスにある個人の経験を尊重して意見を求める力を見出すことなしに、前もって限定された技術やサービスの工程にいる人や専門職の視点に忠実な人だけ受け入れ、その人の唯一性を否定することといえるでしょう。

アンナ：拘束されている人を見て、こういった知識と、その知識がもたらす拘束を批判的に見直したい人のために、あるいは、これを実行した人のために、何を伝えることができますか？　あなたには、今までこのようなことは起きなかったのですか？

ジョバンナ：一番最初に器具によって拘束された人を見たのは、大学を卒業した直後の一九七一年一二月、フランコ・バザーリアがトリエステ県立精神病院の院長として着任して数か月経った頃に、そこで仕事を始めた時期でした。

強制入院のために街から来た、革の頑丈なベルトで担架に固定された男性や女性がいました。バザーリアは、倫理的にも科学的にも違反しているとして、私たちに「すぐに解きなさい！」と指示しました。

他者への承認と解放の行為から治療や義務を負う信頼を導くために、縛られている人を解くことは、個人の自由を制限する強制的な手法全ての廃止と同時に行われました。つまり、病棟の周囲の柵を倒し、窓の鉄格子を取り去り、網のベッドや保護室の撤廃とともにです。

そして、精神病院内ですぐに取り組んだことは、破壊するべき権力と施設について議論することでした。長い年月が経過した後、私はトリエステ以外の地域で、精神病院は完全に廃止されたものの、未だ強制的手法に頼る場を訪問し、拘束の問題を再検証していきました。私が把握した状況の中で、より憂慮した場面は、レッチェ県の総合病院内ＳＰＤＣでの会談でした。ちょうどこの時、私は地方の保健機構においての研修に力を注いでいました。一九九〇年代の終わり頃でした。夏の暑い日に、ある女性が手と足をベッドに縛られて、水を懇願していました……。

白衣を着た医師とともに病棟を訪れた際、看護師は、患者を管理するために備え付けられた監視カメラが、ＳＰＤＣ内に整備されていることを誇りにしていました。

ＳＰＤＣ内を移動中、汗をかき、ひとり苦しんでいた女性が、うめき声をあげ、飲み物を懇願していました。しかし、そこに留まる医師は誰ひとり居なかったのです。これ程苦しげなうめき声の訴えにもかかわらず、聞こえていないように見えました。この瞬間、私はものすごく恥ずかしくなりました。私自身に対して、この施設を運営する機構に対して、そして、この精神医療に対して。さらに、この失った人間性に対して言うに言われぬ怒りが襲ってきました。それは、干あがった彼女の唇、服従させられ、抑圧され、弱り果てた無防備な女性の姿を前にして、本来なら受け入れられ、看取られなければならないはずの人に対して、耳を傾けることもなく、無思慮で無頓着な光景に、大きな恥と怒りが私を襲ったのです。この縛られた女性が「モノ化」したというなら、彼女をモノに変質させたのは、聴く能力を失い、苦悶に対するどのような心の動きをもなくし、どんな専門的能力も奪われた「モノ化」した専門職者たちなのです。

アンナ：まるで無感覚（麻痺）が進行しているかのように？

ジョバンナ：これらの状況において、疑惑をもたれる拘束実施の「必然性」は、実施した人を自動的に責任免除させ、犯罪の責任を他者になすりつけるようなものなのです。

つまり、縛られる人やその人の病気のせいで、このような処遇に至ったと思わせることです。こうしたことに責任を感じないことは全ての責任を免れていて、誰かの意見を求める必要性も感じていないということです。そして、最終的に「麻痺」した専門職になるのです。他者を単なる肉体的物質とみなすことは、これまでの精神病院のように再び人をモノ化させます。この具象化は、専門職者の無能さを証言することでもあります。専門的能力を失い、主体性も失われた専門職……そうでも言わなければ、縛られた女性や男性の光景を見て、どのように耐えることができるでしょうか。

いま、拘束されて亡くなったマストロジョバンニの八七時間のイメージが、私の頭の中に浮かんできました。ある場面で、彼の顔から汗が乾いていく光景がとても印象深く残っていますが、それ以上に印象づけられたのは、専門職者のあらゆる人間的行為の欠如でした。縛られている人、瀕死の状態でいる人に視線を向けることもなく、ただ吊るされた点滴の針から落ちた血の滴でよごれた床を、たんたんと掃除している専門職者の姿でした。このような治療の現場で起きている、無関心であることの罪について世間に言明しなければならない前代未聞の事態が起きているのです。

アンナ：フランチェスコ・マストロジョバンニ[*1]の身に何が起きていたのかを、SPDCの監視カメラが詳細に再現したことで、まさに殺人のような状況が明らかになりました。また、拘束した医者が解剖検査の依頼書に署名しなかったため、医者やSPDCを告訴する方向へ家族の決意を固め、それにより私たちはこの事件を知ることができました。しかし、今日この分野で実施される全ての事柄に規定があることを考えると、秩序の犯罪といえるかもしれません。すなわちこの悲劇の推移を説明する際、生じるリスクは特殊なケースであったという理由で、犯罪行為としての違法性についての評価を軽くみられてしまうのです。

私たちが周知しているように、残念ながらこの抑圧的実践の常習性は、精神医療の場だけではありません。薬物依存症者の支援の場や障害者、高齢者のための場においても、この種の被害を負っている人が多く存在していますね。どうして、このような状況が一般的にそれ程知られていないのですか？

ジョバンナ：二〇〇八年、フォルリで殺された五六歳の女性の物語や、[*2] ジュゼッペ・カズやマストロジョバンニの物語のように例外的に明らかになったことで、これらの死は沈黙されず、幸運にも私たちはこれらの死について知ることができました。誰かが言っていたように「この全てのことを私たちは沈黙の中に留めることはできない」として、ジュゼッペ・カズの娘のナターシャや、フランチェスコ・マストロジョバンニの姪グラッツィア・セッラ、この二人の女性は、彼女たちの根強さで、告訴を前進させることができました。これは異例なことといえます。

ナターシャ・カズが、彼女の父の死後私に言ったことをよく覚えています。「私の父に起きたことを、他の人にこれ以上起こさせたくない。」復讐の想いからではなく、告発する被害者の家族を後押しするものでした。この犯罪を繰り返させないために必要なことは、個人の苦しみの段階から、施設による人権侵害の暴露や告発といった、万人の段階へ進める自覚が必要です。このことが並外れて異例だったのは、これらの死についての真実や正義を求め続けたことが、市民による委員会や世論をつくりだしたことです。

一方、もし拘束の実践に対して沈黙の掟に加担してしまうと、真実は水面下のまま、集団の知をもたらすことなく、専門職者たちは議論することさえもありません。実際、とりわけ専門職者たちは情報をもっていないのです。患者は、縛られたため、もしくは精神薬を大量に飲まされたために身体の代謝不全が起き、ＳＰＤＣから蘇生のための他の病棟もしくは内科に移され、そこで生じた死として調査されるからです。

二〇一五年八月、トリノで義務的治療執行時に死亡したアンドレア・ソルディに起こったことを私たちは忘れることはできません。彼にいわゆる「ストロッツィーナ（strozzina）」がとり行われました。警察官は、昔精神病院で看護士たちによって行われていたあの悲惨な古臭い行為を彼に強制したのです。当時、義務的治療で病院に行くことを拒否していたアンドレアのもとに警察がやってきて、バーの前のベンチに座っていた彼を無理やり立たせました。そして、一人の警察官が彼の首の回りに腕を締め付け、酸欠状態にして気絶させ、他の二人の警察官が背後で両手に手錠をかけ、地面にうつ伏せに倒したままにした結果、彼は窒息で亡くなりました。拘束と同じようなこれらの行為は、すぐに精神病院を思い出させます。こうした精神病院はいまだ人の意識の中に残っていることを強く印象づけました。

そして、その意識の中にある精神病院の最終的な克服に向けて、今後これから私たちが出会うであろう苦労を想像させるのです。

アンナ：医療機関などにおける拘束はどのような状況ですか？

ジョバンナ：まだたくさんの人が日常的に拘束されています。病気や身体不自由、乏しい人間関係等で非常に弱い立場にいる人たちに対して行われています。特に高齢者施設や保健的支援施設（期間限定での入所で、医療やリハビリなどの支援を受けられる居住施設）に入所している、より支援の必要な高齢者に対して。誰もが知っているように、今日のイタリアにおける高齢化率は非常に高く、四〇万人近くの高齢者がこれらの居住施設に入所しています。そして、この入所者の三人に一人は縛られているのです。

しかし私たちは地域の施設に入所している障害のある人たち、カスティリオーネのＲＥＭＳ（司法精神病院解体後にできた保安施設）のことを忘れてはいけません。そこでは、まだ人を縛っている状況です。この拘束の実践が生まれた精神医療から視野を広げると、今日まで拘束の現象はとてつもなく拡大していることがわかります。そのため、拘束に対する全ての人の問題意識の高まりがとても重要なのです。「すぐに彼を解きなさい」の拘束廃止運動には、その気運を引き起こす狙いがあります。

アンナ：この運動は誰に対して訴えかけていますか？　そして誰を今まで巻き込みましたか？

ジョバンナ：この運動は専門家だけではなく、全ての地域社会に問いかけています。なぜなら、拘束の問題、そして一般的にいう人権侵害のテーマは全ての人を巻き込んでいるからです。これらは私たち全てに関わる事柄なので、全ての人の力が、唯一沈黙という状況と専門家たちの抵抗を破ることができるのです。そしてそのことによってこそ、本当に世の中を変えることができるのです。

つまり、もし上院の視察委員会が二〇一〇年に撮った司法精神病院のドキュメンタリー[*3]を国民が見なかったら、もしサレルノ県のヴァッロ・デッラ・ルカニーアでのＳＰＤＣの監視カメラを通して再現されたマストロジョバンニの死後の状況を見なかったら、おそらく大きな変化を起こすための必要な集団の力は不足していたでしょう。この運動は、告発すること、情報を流すこと、そして時に証言することに重点を置いて取り組んでいます。さらに、暴力を表出する時にも、危機にある人を治療することや、障害や不平等により抑圧されている人、病気で弱い立場にある人の支援の責務を負うことには、拘束ではない別のやり方が可能であることを証言したいのです。

今日、拘束の廃止は確実に可能といえます。たとえば、イタリアの一五％のＳＰＤＣは、この強制的実践に頼ることなくオープンドアで稼働しているのです、このことこそが証言なのです。

拘束の廃止や個人の自由の制限廃止には、個人の自由を制限することや拘束することが、激しい苦しみの状況下でどれほど精神と身体の一体性を侵害し、自由な感情の基本的権利を侵害しているか、そうしたことの完全な否定と確信から出発することで可能となるのです。つまり、恐怖や攻撃性を止めるために唯一有効なものは、近くで寄りそい、傾聴し、看護し、共有することなのです。

個人の人生の文脈や人間の総合性を大切にしながら従事するには、苦しみが、個人の人生の物語の中に入り込んでいるという認識をもち、病気や症状に注視するのではなく、個人の人生の具現化に働きかけることなのです。そして、専門職者側の一方的な判断ではなく、交渉の中で、相互理解の中で作業すること、個人の時間を尊重し、本質的に支援に必要な無限の時間を彼らにあてることが重要になってきます。このためには、重要な文化的変革や研修のみが必要なのではなく、人々の人生の場や、地域に結合するサービスの組織化が必要なのです。施設の閉じられた環境ではなく、地域を縦横に走る開かれた身近なサービスは、複雑で不確か、単純化できない個々の生の苦しみにも対応することができる柔軟性をもつものです。そのうえに、ケアの継続性を保障していくこと、本人の主体性を発揮できる環境づくりを常に考えることが必要です。

最初に言ったように、他者を縛る実践は、私たちに全てを問い直させます。なぜなら、脆弱さや病気、不平等さや狂気といった私たち誰もが抱えている問題だからです。

そして、誰かが制限されたり侵害されている時、それは、一部の人の問題ではなく、縛ることもやむを得ないと考える社会の下では、全ての人の自由がいつでも制限されうるということなのです。

訳注

＊1　本書第4章の注（21）にて紹介。

＊2　二〇〇八年エミリア・ロマーニャ州フォルリの精神科で拘束され、過剰に鎮静剤を投与され、常に脱水状態で体重は一五kgも減少するなど、状態は日々悪化し続けた後、心肺停止で亡くなった。家族が状況説明を求めても応答がなく、医師からの説明を依頼しても不在であると断られたが、医師が戻った後も説明はなく、家族が告発したことで明らかになった。

＊3　イタリアにあった六つの司法精神病院全てを議員の視察団が訪れ、その訪問の様子がドキュメンタリーとしてテレビ放送された。劣悪な環境、人権侵害、憲法違反の状態が映し出され、問題が表面化したことで世論が高まり、司法精神病院解体に向けて大きな動きをつくった。

第8章　遁走する主体

アンナ：今日もなお、精神保健サービスを利用する人々は精神保健の専門家に服従させられています。身体の従属や客体化は、フランコ・バザーリアが言及していた主体化の剥奪を意味するのではないでしょうか？[*1]

ピエル：バザーリアは、自由な状況下より隔離の状況下で起こる、収容者の身体における際立った状況にとても固執していました。彼によると隔離の暴力は、生きている身体的存在の剥奪と同時に起こります。つまり身体は、あたかも主体性をもたない物のように壊滅されるのです。[*2] このことについてバザーリアは、もちろんマルクス（グラムシを通して学んだ）を念頭に置いていましたが、とりわけ、フッサールの現象学とその身体をめぐる「Leib/Körper」[*3]の区別、つまり、生きた身体と単なる物質に還元された肉体の違いのことを考えていたのです。主体は、決して肉体から離れた意識なのではなく、常に主体的身体、すなわち

Leib（「自己身体」と訳すことができるでしょう）なのです。

この意味においてバザーリアは、メルロ＝ポンティの現象学も強く意識していたと言えるでしょう。

アンナ：あなたは二〇〇八年トリエステ大学の哲学理論コースの中で、精神病院閉鎖に導いた改革の優れた中心人物たちを巻き込み、バザーリアの業績に関する授業を実施しましたね。そして、それを著書の『*Restituire la soggettività*（主体性の返還）』（二〇一三年）にまとめあげました。フランコ・バザーリアの思想に関する授業、これは何を意味しますか？

ピエル：私の授業の中で、バザーリアの言う「主体性の返還」における使命が、どのような意味を含んでいるのか確かめたかったのです。今日のイタリアの精神病院がない時代において、収容者が剥奪されたものを、当然の結果として収容者に返還する必要はなくなりました。バザーリアの行為や彼の射程とする文化や政治の領域をよく理解するためには、次のような理解が必要です。つまり、再び取り戻した主体とは、収容される前に持っていたものを返されて、単にもとの社会に従属する主体に戻るということではなく――「新たな主体」を意味する――主体的身体になる必要があるということです。これは何を意味するかというと、主体的身体が逃げ去る状態にある今、以前の監禁状態に決して戻らせてはいけないのです。

つまり、抑圧されてきた状況の中から脱したとき、彼らの望みは増大し、全体的存在を含む根本的な新たなものを自身の中で生成し始めているのです。よって返還された主体とは、社会的な規模や正常性の枠から逃れ去る主体、とりわけ新しい主体なのです。こうした中で「遁走する主体（Un soggetto in fuga）」と呼んだのは、もう抑制することも、制限することさえもできないという意味なのです。これは一般化した主体とは異なり、反対に、今やどんな一般化も捨てた主体、それはつまり結果として「政治的に豊か」な主体になることかもしれません。

アンナ：このような衝動はどのように起きるのですか？

ピエル：この衝動（私たちが、それをそのように呼ぶことができれば）は、多様な彼らの中で、多くの方法で起きていきます。抑圧からの解放には、決まったモデルがあるわけではないのですが、少しずつ豊かになるための方向性に沿って進んでいきます。しかし、現代社会は、どの場合においてもそのような再主体化の過程を容認しないので、力でそれらに対抗してきます。時にそれらの過程を阻み、減速させ、妨害しようとします。それは、たとえば次の点から言及できるでしょう。一九七八年法律一八〇号から何年経ったと思いますか。絶えず拘束のような強制的実践が再生産されるのは、なぜでしょうか。この間に精神病患者がどのような社会的危険となったのでしょうか。危険とは、悪影響を及ぼす可能性についてや、多くの人が象徴的・現実的な鎖から逃れはじめた時に感知されるものだと思います。あるいは、無関心からくる政治的要求放棄の結果として権利領域が狭まっている状況や、一人ひとりの生を社会が評価する状況が広がる中、その評価から外れる可能性を予期するときに生じるものだと思います。

アンナ：これらの卑劣な実践を誘導する科学や技術に抵抗するため、私たちは、どんな対抗策を生み出すことができますか？

ピエル：私が思うこれらの反論のためには、拘束につながる暴力的で「卑劣」な実践を明確に示す告発や、それに伴う批判的情報を伝える運動の絨毯を拡げていくことです。法律一八〇号を遵守するには、あまりにも運動の発生は遅く、拘束の渦は、自らが生き残るための暗黙の手段をもったために、堤防を張り巡らし、なかなか深部に打撃を与えられるものではなく、結果これまでの運動から光に満ちた希望はもたらされませんでした。最終的に、電気ショック療法を実践し続けている場、「縛る」ことを日常的に行っているＳＰＤＣの場で、現在どれぐらいの頻度で拘束が起きているかについての調査が、ようやく始まった程度です。

このように、恥ずかしながらバザーリアの改革があったにもかかわらず、今もなお精神病患者を拷問し続けている現実があること、身体的拘束がいかにその体験を負った人のその後の人生をも抑圧する力があるのか、また、認識されにくいものですが「薬物」の強要も同様に破壊的であることを、このイタリアから告発していかなければならないでしょう。

当然私たちは、こうしたシナリオを受け入れ続けることはできません。私たちのいわゆる「文明社会」において、個人の権利を消し去ることや残虐行為の影を普及させることを、決して認めることはできません。しかし、この蛮行の告発を前にしても、なかなか誰も別の観点からの思考を巡らせることができないのです。社会的自覚を感じながらも、周囲の政治的圧力や、「当たり前」のように実施されている拘束を引き止め続ける精神保健の専門職者が少なくなっています。そのため主要な反論の策には、政治的圧力への反発の動きを毛細血管のように張り巡らしていくことが、広範囲にわたる闘争の展望を支えることなのかもしれません。

さて、私たちの拘束廃止の取り組みは、古い法律をいくつか変更し修正して終わり……ということではないことを完全に了解していただけたと思います。つまり制度的取り組みだけでは、拘束の蛮行を解決することはできないということです、しかし、草の根からの闘争を、真に意味あるものにするためには、拡散した闘争を導く過程で、憲法の規定を活用することに狙いを定めることも必要です。要するに、現行の規則のもつひどい曖昧さ（不明確さ）を修正する目標を決して放棄してはいけない、諦めてはいけないのです。

アンナ：あなたの本にある「他者」への狂人の認識と、それを家畜化する力、について参照すると、私たちは他者を調教することなどできるのですか？　私たちはこれを鍛錬すべきなのですか？

ピエル：「他者を調教する（addomesticare l'altro）」ことを制止することは不可能でしょう。しかしここで、私たちはフーコーやバザーリアから学ぶべきだったことを認識する必要があります。つまり、どの社会も歴史的に「他者」の存在を抱えているということだけでなく、その社会の内部で他者を受け入れるという経験をもたないうちは、どのような社会も本当の意味で文明的とは言えないということを。

　わかりやすいように、例を探しましょう。狂人についてであろうと、移民者についてであろうと（あまり目立ちませんが、一般的なことや性別や児童の問題の中にも、ノーマルと言われるものに関してさまざまな排除があります）他者を分離、除外、識別する作業は、耳障りのよい政策で偏りをなくそうとしますが、他者性のないみせかけの主体性の主張で終わり、常に悪魔祓いに過ぎない絶望的な結果で終わっています。それは一種の「形而上学的美」に還元されてしまうのです。

「主体化」、もしこの言葉が意味をもつのなら、主体化とは全ての人にとって、一度獲得したアイデンティティーで固まるのろまなものではなく、自身の絶え間ない変化を意味するものなのです。それゆえ文明社会とは、それぞれが絶えず他者の立場で考えられる社会のことを指すのです（すでに明確なことですが、残念ながら現実はそうではありません）。

　一方野蛮な社会とは、ただ単にアイデンティティーの塊が存在するような社会、そのために苦しみ、もだえることになる社会であり、その結果、私たちはまさに取り替えられない間違った状況にあるのです。なぜなら、決して他者を完全に調教することなどできないにもかかわらず、できると思い上がっていて、悲しいかな、実現できると信じているだけでなく実際に実施しているのです（全体主義に覆い隠された形で）。

アンナ：生の医療化[*4]は、同じ目的で行われていますか？　もしそうなら、それを免れるためには、どんな予防措置がありますか？

ピエル：そのとおりでしょう、生の医療化も他者を調教することが狙いです。病気は、永久的な脅迫となり、薬は正常化に必要となります。私たちはこのテーマを再び取り上げ、私たち誰もが排除されないよう、それに取り組まなければなりません。哲学的秩序の例を出しましょう。「忍耐とは至難のわざである（La pazienza è un'arte difficile）」という言葉は、おそらく私たちの人生において決定的なものでしょう。そして、同時に速さや性急さの優位のために姿を消していっています。一方、「患者（paziente）」であることは、依存の状況を示し、逃れることができない医療への服従を示しています（私たちは診断に関して、また私たちに処方される薬に関して、受動的に受け入れることしか考えていません）。忍耐のわざとは、患者に要求を諦めさせることとは真逆のことです。同じ言葉は、私たちの主体性を特徴づける、二つの相反する特徴を鮮明に表現しているのです。

訳注

＊１　「客体化」とは、精神医療の抑圧的従属的な環境において、「症状」や「病気」に着目され、他者としての承認もなく市民としての権利行使もできない状況下において、自身を統治していく力や可能性を奪われ、人間がモノ化していく過程。一方「主体化」とは、意思に基づく現実的な行為の可能性をもち、自身や他者のための選択や判断を行使できる力を獲得し、また絶え間なく変化していく過程。

＊２　アントニオ・グラムシ（Antonio Gramsci：一八九一―一九三七）は、イタリアのマルクス主義思想家であり、運動家。共産党創立を指導し、反ファシズム闘争を率いたが、一〇年あまりの投獄生活の後に死去。

＊３　Leib（身体：自己の身体において自発的に現れる感覚であり、広がりや狭まり、方向などをもち絶えず変動している。自らの存在において感知される全体）とKörper（肉体）との区別を念頭に置いていた。

＊４　生きていく中で起こるさまざまな現象や危機、多様な人生のあり方であっても、医療の対象として扱われていくこと。事象を医療問題とされることで個人の健康上の問題として処理され、個人を治療すれば解決すると考えられる。そのため、医療専門職が個人を管理し、対象者は治療に従う患者としての役割を担わされる。生の課題が、医療的に診断され、社会的健康価値を強いられる。

資料編

年表　イタリア精神科医療改革の歴史

一八六一年	統一運動を経てイタリア王国成立
一八七六年	最初の司法精神病院開設
一九〇四年	初めての統一的規定として法律三六号（精神病院および精神病者に関する規定）制定。それは自発的入院の規定をもたない、自傷他害、公序良俗を乱す、社会防衛的観点からの強制入院規定であった
一九〇六年	法律六一五号（法律三六号の改正）制定。人道的・福祉的配慮を付加するが、治安対策であることは同様であった
一九三八年	チュルレッティが電気ショック療法を発明
一九四六年	イタリア共和国憲法の制定
一九五二年	向精神薬の発見
一九六八年	自発的入院規定をもつ法律四三一号（マリオッティ暫定法）制定
一九七一年	バザーリア、トリエステ県立サン・ジョヴァンニ病院長に就任し精神病院改革に取り組む
一九七三年	民主精神科連合の結成により精神科医療改革が進展する
一九七三年	WHOがトリエステを精神医療・保健のパイロット地区に指定
一九七八年	法律一八〇号（自発的および義務的な評価と治療）や法律八三三号（法律

	一八〇号を吸収した国民保健サービス法）などによって精神病院の新設の禁止と閉鎖、新規入院の禁止、ＵＳＬ（地域保健機構）や総合病院におけるＳＰＤＣ（精神科病棟）のセットアップや入院要件における社会的危険性から緊急治療介入への変更といったことが実施にうつされる
一九八〇年	サン・ジョヴァンニ精神病院廃止
一九八七年	ＷＨＯがトリエステ精神保健局をメンタルヘルス調査研究コラボレイティングセンターに認定
一九九一年	地域での当事者参加を含む就労における協同組合形態の広がりを受け、法律三八一号（社会的協同組合の規則）が制定され、社会的協同組合Ａ型Ｂ型による障害者の就労支援が進展する
一九九四年	一九九四―九六大統領令　精神保健の擁護三年計画によって法律一八〇号の全土への一層の徹底をはかる
一九九八年	擁護三年計画を追加
一九九九年	保健大臣による全マニコミオ（精神病院）の閉鎖宣言
二〇〇六年	法律一五五号（社会的企業法）の制定により、一般事業所を含む障害者雇用の取り組みが広がる
二〇〇六年	法律六七号　包括的差別禁止として（差別の犠牲者である障害者の法的保護に対する規定）制定
二〇一三年	法律八一号制定。国内の司法精神病院（ＯＰＧ）廃止が国会で決定するも実施は二〇一五年から

年表　フランコ・バザーリア（Franco Basaglia）略歴

一九二四年	イタリア北部ヴェネツィアで生まれる
一九四三年	パドヴァ大学医学部に入学
一九五三年	フランカ・オンガロと結婚
一九五四年	医学部卒業後　同大学神経精神医学講座助手になる
一九五八年	パドヴァ大学講師となる
一九六一年	フリウリ＝ヴェネツィア・ジュリア州の県立ゴリツィア精神病院の院長に就任
一九六八年	パルマ大学の講師
一九六八年	『否定された施設』出版
一九六八年	院長を休職しアメリカ・ニューヨーク、マイモニデス病院客員教授（半年）
一九六九年	県立ゴリツィア州立精神病院院長を辞任
一九六九年	エミリア・ロマーニャ州パルマの県立コロルノ病院院長に就任
一九七一年	トリエステ県立サン・ジョヴァンニ病院院長に就任。トリエステでの改革に取り組む
一九七三年	民主精神科連合の結成

一九七三年	WHOがトリエステを精神保健事業のパイロット地区に認定
一九七三年	サン・ジョヴァンニ病院内に「労働者協同組合連合」創立
一九七八年	法律一八〇号（自発的および義務的な評価と治療）
一九七八年	法律八三三号（国民保健サービス法）
一九七九年	サン・ジョヴァンニ病院長を辞任。ラツィオ州からの招聘を受けローマに転居
一九八〇年	トリエステ県立サン・ジョヴァンニ精神病院閉鎖
一九八〇年	脳腫瘍により死去
二〇〇五年	フランカ・オンガロ死去

（※）年表の作成には公表されている資料や多くの方の文献（別記参考文献等）、報告等を参照させていただいたが、それぞれの記述には年代等の相違が見られるものも多い。イタリア社会の法制度における仕組みの違いや、多様な地域性とともに全国的に信頼される統計・報告が極めて少ないこと、また記述的報告による体験的限界もありエビデンスや疫学的論証に課題があることも事実である。ここでは監訳者（岡村）の責任で確認、整理した範囲で記している。今後とも精査していきたいと考えている。

参考文献——イタリア精神科医療とその改革を理解するために

ジル・シュミット（著）半田文穂（訳）『自由こそ治療だ——イタリア精神病院解体のレポート』悠久書房、一九八五年。

モッシャー・ブルチ（編）公衆衛生精神保健研究会（訳）『コミュニティメンタルヘルス——新しい精神保健活動の理論と実際』中央法規出版、一九九二年。

シュラミット・ラモンほか（編）川田誉音（訳）『過度期の精神医療——英国とイタリアの経験から』海声社、一九九二年。

田中夏子（著）『イタリア社会的経済の地域展開』日本経済評論社、二〇〇四年。

トリエステ精神保健局（編）小山昭夫（訳）『トリエステ精神保健サービスガイド——精神病院のない社会へ向かって』現代企画室、二〇〇六年。

大熊一夫（著）『精神病院を捨てたイタリア　捨てない日本』岩波書店、二〇〇九年。

松嶋健（著）『プシコ　ナウティカ——イタリア精神医療の人類学』世界思想社、二〇一四年。

レンツォ・ステファニ（著）ヤコポ・トマージ（共著）花野真栄（訳）『イタリア精神医療への道——バザーリアがみた夢のゆくえ』日本評論社、二〇一五年。

大熊一夫（編著）『精神病院はいらない！——イタリア・バザーリア改革を達成させた愛弟子３人の証言』現代書館、二〇一六年。

ミケーレ・ザネッティほか（著）鈴木鉄忠ほか（訳）『精神病院のない社会をめざして——バザーリ

ア伝』岩波書店、二〇一六年。

フランコ・バザーリア（著）フランカ・オンガロ・バザーリア（編）『現実のユートピア——フランコ・バザーリア著作集』みすず書房、二〇一九年。

松嶋健（著）「アヴァンギャルドとしての精神保健——マニコミオの論理からケアの論理へ」小谷眞男・横田正顕（編）『新 世界の社会福祉4　南欧』旬報社、二〇一九年、一九八—二一八頁。

訳者あとがき

「なぜ、人が人を縛るのか。」

本書は、イタリアでの拘束廃止の動きを拡大させていくために書かれた二冊の本をもとに、ジョバンナが書き下ろしたものである。一冊は、ジョバンナがサルデーニャ州のカリアリ精神保健局長時に起きた、拘束によって亡くなったジュゼッペ・カズの事件から拘束廃止までの道のりを綴った『*...e tu slegalo subito*（すぐに彼を解きなさい）』（本書第Ⅰ・Ⅱ部）、もう一冊は、心理学者のアンナ・ポーマが全国拘束廃止運動を推し進めるため、三人にインタビューしたものを集めた小冊子『*Slegalo!*（彼を解きなさい！）』（本書第Ⅲ部）である。

なお、本書名『いますぐ彼を解きなさい』は、改革時、バザーリアがジョバンナに縛られている人を見かけた時の対応を伝えた言葉であるが、「彼を」と訳しているものの、この言葉には、男性と女性、そしてあらゆるセクシュアリティ、ジェンダーを含む意志があることを述べておきたい。

さて、訳者自身、長年ソーシャルワーカーとして精神保健福祉の領域に携わりながら、拘束を大きな問題事として捉えることなく、拘束は当たり前で「必要」なものとしていた未熟な思考を、これらの本により改められ、そしてその思考を悔いる契機となった。

ジョバンナの講演会に参加した時、冒頭の言葉は「今、あなたは目の前の人を縛れますか？」という問いかけから始まった。当然のことながら「そんなことはできない」と瞬時に頭によぎったが、私が精神病院で働いていた頃は、縛られている人たちを日常的に見ていたにもかかわらず、その時は何の疑問も抱かなかったことを同時に思い出した。病院に来る前から縛られてやってくる人たち、転倒の危険性があるからと常に縛られている認知症の人たち、拒否や苛立ちを表現するとスタッフに取り囲まれ、暴れると押さえこまれる人たち。すなわち、拘束される人たちを、拘束が必要な人たちと見ていたのである。ジョバンナの言葉を借りると、私は「麻痺」した専門職ということだ。

そして、ジョバンナの本を読み、無知という個人の未熟さだけではなく、この拘束が生まれる背景、拘束のメカニズム、そのメカニズムは精神病院の構造そのものであることに気付かされた。また、拘束の被害にあった当事者であるアリーチェのインタビュー（本書

第6章）からは、拘束をされる側からの視点でどう見えているのか、拘束がいかに人の尊厳を奪い、またその後の人生にどれほど大きな傷を残すものかをリアルに感じさせてくれた。

ジョバンナのカリアリでの拘束廃止に向けた闘いは、「人が人を縛る」という根源的な問い直しと、その思考に基づいて構築された制度、組織体制や実践に変容を促すものであり、考え方の異なる価値観や文化との絶え間ない対話の連続であった。その変容に向けた努力の一つひとつが具体的に語られており、組織や実践、思考を変化させていくには何が重要となり、何を中心に据える必要があるのかを明確に語られている。拘束に対することに留まらず、精神的困難を抱えた人々への支援のあり方に問いを促す証言が、本書にこめられている。

二〇一七年五月、日本で身体拘束が原因で亡くなったケリー・サベジさんの事件があった。そのことを大きな契機として、国内の多くの場で拘束廃止に向けた動きが始まっているが、私たちは、このカリアリでの改革の経験から学ぶことが多くあると考える。病院内での拘束を巡る議論や検証で終わることなく、拘束に陥る要因となる地域支援の欠陥や社会背景などの全体像から捉えることを指摘している。社会や文化を反映している拘束の実態に、医療や福祉機関のみで議論するだけでは解決に至ることはなく、社会全体を巻き込む議論が起こることを必要としているのである。現在イタリアで起きている拘束の実態と拘束廃止に向けた取り組みこそが、そのことを物語っている。

バザーリアたちの偉大な世界で唯一の改革、つまり、精神病院が閉鎖され精神的困難を抱えた人々に地域で治療する権利が保障され、全ての人々の尊厳や自由を保障する改革が起きたにもかかわらず、また、その思想に基づいた法律が制定されたにもかかわらず、このような事態が起きるのは、なぜなのか。

二〇一九年二月、本書の舞台であるサルデーニャ州カリアリを訪れた。二四時間体制の精神保健センターの開設、実践や思考の変化を生み出し、ＳＰＤＣの開放までいたった、絶え間ない激しい議論や努力の積み重ねで拘束ゼロまで達したにもかかわらず、現在の状況はかなり厳しいように見えた。

サルデーニャ州家族会ＡＳＡＲＰ代表であり、イタリア全国家族会代表であるジゼッラ・トリンカスが語ってくれた。「政治が中道左派から中道右派に変わり、予算が大幅に削られ、二四時間体制のはずの精神保健センターは二四時間回せなくなり、デイセンター、居住ホーム、家族会、職員の研修全ての予算は削られ、人材も削られた。前進には多くの時間がかかるけれど、後退はあっという間だった」と。トリンカスはさらに加えて、「素晴らしい法律があっても、それを使いこなせる民主主義や文化が育っているかどうか、つまり使いこなせる人間・社会かどうかが問われている。」

先に述べたように、拘束が「必要」な人たちという視点で留まり思考を停止し、想像することや当たり前を問うことがなければ変化の兆しもなく、たとえ疑問を感じても、異論を唱えることや聞き入れられる環境もなければ、変化が生まれることもない。思考を停止することと関わらないこと、縛ることは、責任も痛みも面倒も感じることなく、楽な方を選択したいとする人間の自然な欲求かもしれない。その人間の欲求に、「拘束」や「精神病院」は応え続け、存在価値を保ち続けている。

「人が人を縛る」その背景には圧倒的な権力関係があり、それが許される状況では、すでに民主主義が破綻している環境にあることを示している。そして、そういった社会の文脈の下では、一部の人だけではなく、全ての人があらゆる場面で自由を奪われたり、権利を侵害され得るのである。最後のインタビューの哲学者、ピエル・アルド・ロバッティは、この点を深く切りこんで語っている（本書第8章）。

一方、イタリア国内のいくつかの地域では、拘束を一切使用しない実践を展開し、バザーリアの思想と実践を受け継ぎ、民主主義を育む地域社会となるよう介入し努力し続けている。カリアリも希望の光は確かにあり、今後巻き返すかどうかはカリアリ市民の力にかかっているだろう。改革に終わりはなく、諦めない限りはこの本が示すように拘束廃止は可能なのである。

「縛る」という行為を問い直すことは、人間が「生きる」上で、自由や権利の価値がどれほど大きなものか身近なこととして迫ってくる。その自由や権利を拡大させるのも縮小させるのも、その社会の市民一人ひとりにかかっている。本書の著書たちの経験と語りから、「拘束」の問題を読者それぞれが主体として考える契機になることを心から願っている。

この翻訳にあたってジョバンナの多大な貢献に心から感謝する。来日し、日本の深刻な現状を垣間見た彼女は、多忙な中でも本書出版のために尽力を注いでくれた。現在も続くイタリアの改革の精神が、彼女の紡ぐ言葉から、日本の読者へ伝わることを祈っている。そして、多くの対話を通して支持してくださり、イタリア精神保健に導いてくれた恩師である佛教大学岡村正幸先生に感謝を申し上げたい。また、現地カリアリで当時を語ってくださった全国家族会代表のジゼッラ・トリンカス、故ジュゼッペ・カズの娘ナターシャ・カズ、看護師フランコ・オルゥ、精神科医カルロ・ピッザーノの協力にも感謝したい。また、翻訳にあたりイタリア語の深い理解を通してさまざまな助言をくださった、トリエステ在住の原田光嗣さん、これまでイタリア精神医療改革の本質を明確に示してくださり、本書においても、深い見識から多大なご協力と学びをいただいた広島大学松嶋健先生への心からの感謝と、翻訳家でもない私にこのイタリアの拘束に関する本の出版の機会を与えてくださった、ミネルヴァ書房に御礼申し上げる。

最後に、本書は、イタリア精神保健の現場を知ることなしには翻訳できなかった。現場に入る貴重な機会をつくってくれた、トリエステのソーシャルワーカー、ルカ・チェッラ、そして、多くのトリエステの友人に心から感謝の意を表する。

二〇二〇年一月

小村　絹恵

■著者紹介

ジョバンナ・デル・ジューディチェ（Giovanna Del Giudice）

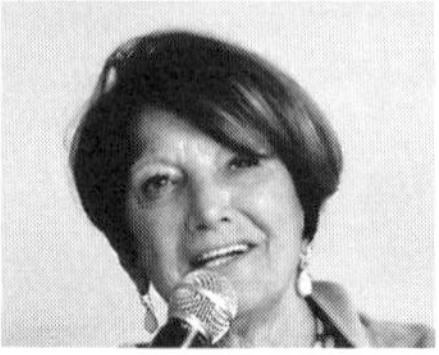

1946年イタリアのレッチェ生まれ。1971年バリ大学医学部を卒業，1975年にパルマ大学精神医学専門課程修了。1971年フランコ・バザーリアの院長時代にトリエステ県立精神病院に研修医として勤務。トリエステでの脱制度化過程に関わり，1980年精神保健センターの責任者など地域精神保健サービス発展に重要な役割を担う。2002年以降，サービスの改善や向上を求める地域に赴き，カゼルタ2地区の精神保健局長，2006～2009年にはカリアリ精神保健局長を歴任。2010年トリエステに戻り「Conferenza Permanente per la Salute mentale nel mondo(CoPerSamm) Franco Basaglia（世界精神保健の永久協議会：フランコ・バザーリア協議会)」を起ち上げ，2013年～現在まで協議会代表を務め，イタリア国内や中国，アルゼンチンなど多くの世界の国々と連携を図り，その国の人々とともに精神保健の問題改善に取り組んでいる。

■監訳者紹介

岡村正幸（おかむら・まさゆき）

大阪府庁，愛知みずほ大学を経て，現在，佛教大学名誉教授。東洋大学博士（社会福祉学）。

主　著　『戦後精神保健行政と精神病者の生活』法律文化社，1999年。
『まちづくりの中の精神保健・福祉』高菅出版，2002年。
「次社会における精神保健医療・福祉システムの構築にむけて」
『佛教大学社会福祉学部論集』14，2018年，pp.75-95。

■訳者紹介

小村絹恵（こむら・きぬえ）

精神科病院，地域の相談支援事業所にて精神保健福祉士として勤務。2010年佛教大学大学院社会福祉学研究科修士課程修了。2016年トリエステ大学人文学部社会福祉学科修士課程に1年間聴講生としての留学中，トリエステ精神保健局内のさまざまな機関にて参与観察を行う。現在，大谷大学・佛教大学非常勤講師。一般社団法人イケダ大学代表理事。

いますぐ彼を解きなさい
——イタリアにおける非拘束社会への試み——

2020年4月30日　初版第1刷発行　〈検印省略〉

定価はカバーに
表示しています

監訳者　岡　村　正　幸
訳　者　小　村　絹　恵
発行者　杉　田　啓　三
印刷者　中　村　勝　弘

発行所　株式会社　ミネルヴァ書房
607-8494 京都市山科区日ノ岡堤谷町1
電話代表（075）581-5191
振替口座 01020-0-8076

中村印刷・藤沢製本

ISBN978-4-623-08677-1
Printed in Japan